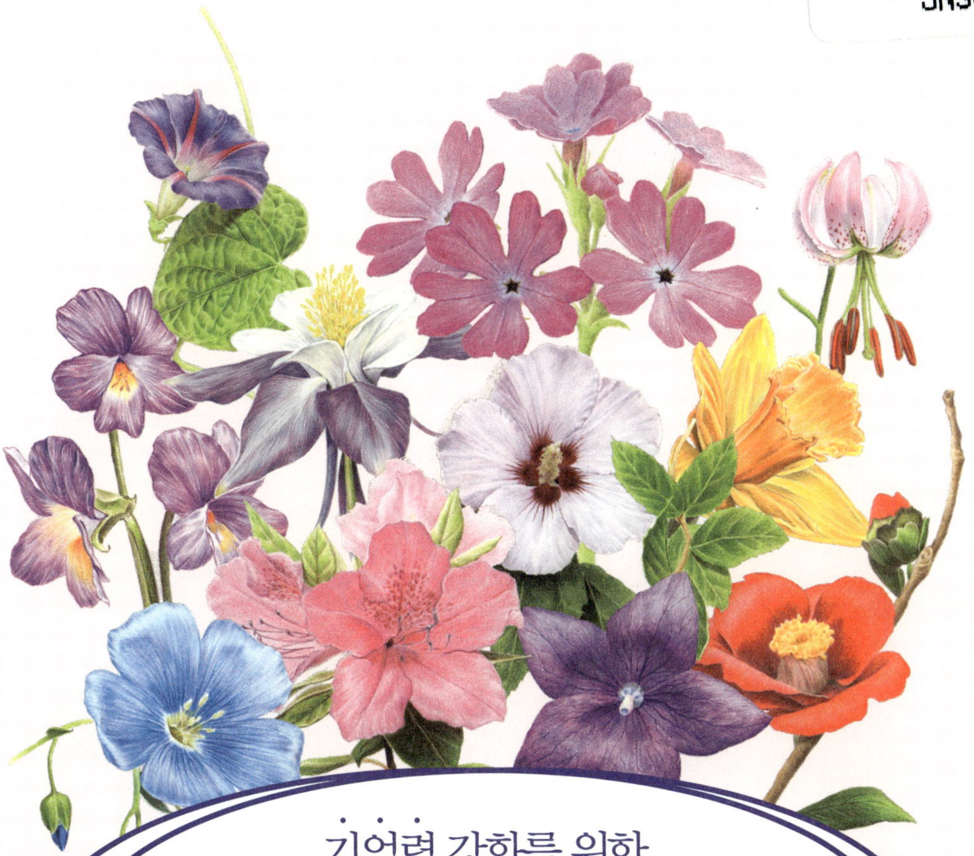

기억력 강화를 위한
## 시니어 꽃 컬러링북
Senior Flower Coloringbook

고은정(별나라, Starland) 지음

· 색연필로 그리는 꽃그림 ·

심통

**기억력 강화를 위한**
# 시니어 꽃 컬러링북

**초판 1쇄 발행** 2022년 6월 10일
**초판 2쇄 발행** 2023년 12월 30일

| | |
|---|---|
| **지은이** | 고은정 |
| **펴낸이** | 방세근 |
| **디자인** | 디박스 |
| **펴낸곳** | 도서출판 심통 |
| **주소** | 경기도 의정부시 전좌로 204, 203호 |
| **전화** | 070.7397.0492 |
| **팩스** | 031.624.4830 |
| **전자우편** | basaebasae@naver.com |
| **인쇄/제본** | 미래 피앤피 |
| **가격** | 14,800원 |
| **ISBN** | 979-11-975295-7-3  13650 |

· 잘못된 책은 구입한 서점에서 바꿔 드립니다.
· 이 책의 저작권은 심통과 고은정에게 있으므로, 실린 글과 그림을 무단으로 복사, 복제, 배포하는 것은 저작권자의 권리를 침해하는 것입니다.

프
롤
로
그

이 책은 어린 시절 쉽게 볼 수 있었던 26종의

다양한 꽃들로 구성하였습니다.

그리고 아직 그림이 어려운 초보분들을 위해 오랫동안 그림을 그리고

교육해 온 노하우를 엑기스만 뽑아 책에 넣었습니다.

꽃은 여러 송이가 아닌 대부분 한 떨기 꽃으로만 구성하여

컬러링하시는 분들의 만족도가 올라갈 수 있도록 하였습니다.

꽃을 사랑하는 모든 분들에게

이 책이 행복한 시간을 선사하길 바랍니다.

별나라 올림

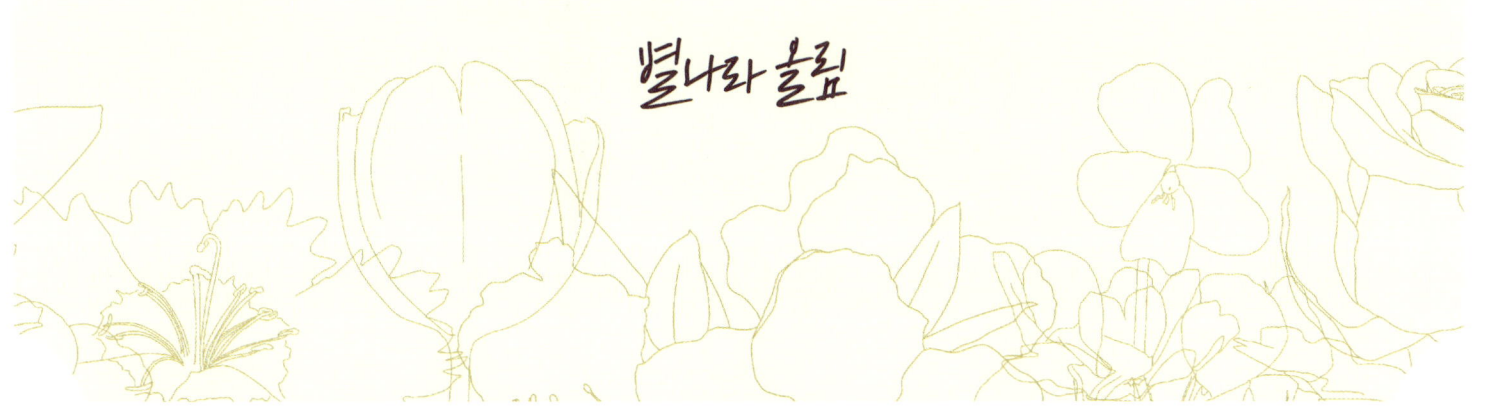

# 목차

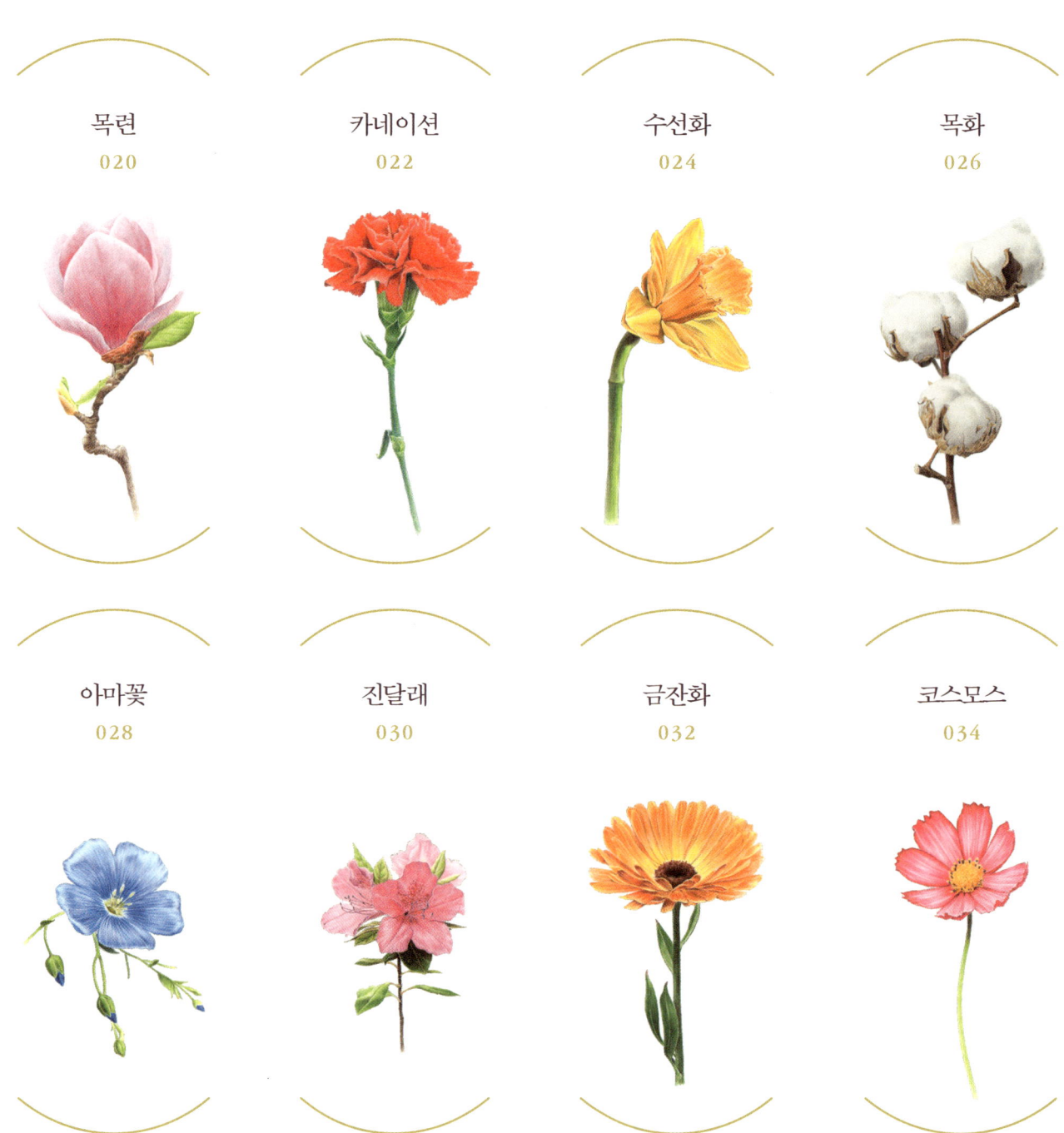

| 목련 | 카네이션 | 수선화 | 목화 |
| 020 | 022 | 024 | 026 |

| 아마꽃 | 진달래 | 금잔화 | 코스모스 |
| 028 | 030 | 032 | 034 |

프롤로그 003    Q&A 007    선 연습하기 008
명암 7단계 연습하기 012    그러데이션 연습하기 014    워밍업 016

| 무궁화 036 | 제라늄 038 | 도라지꽃 040 | 동백 042 |

| 연꽃 044 | 나팔꽃 046 | 과꽃 048 | 나비수국 050 |

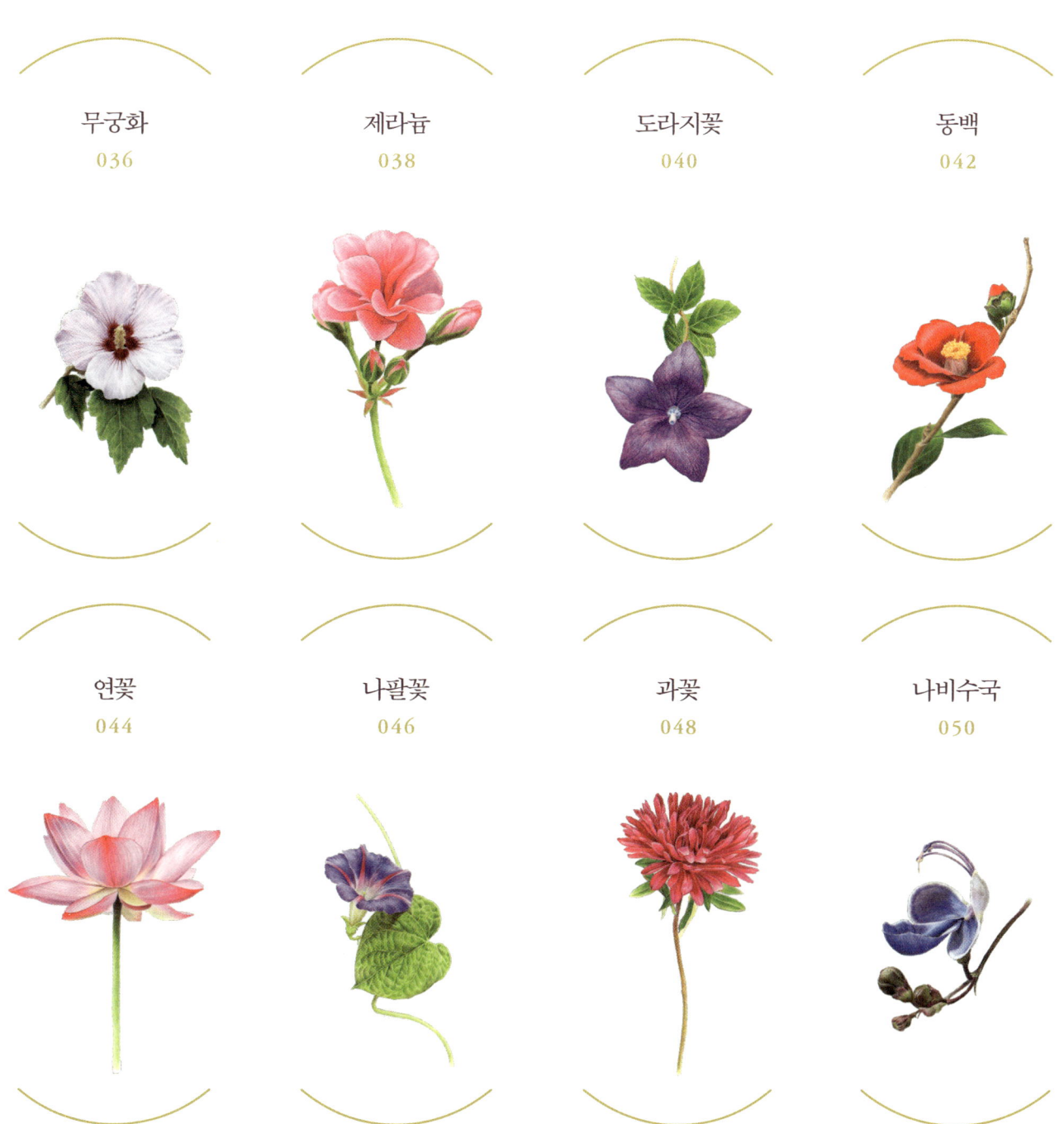

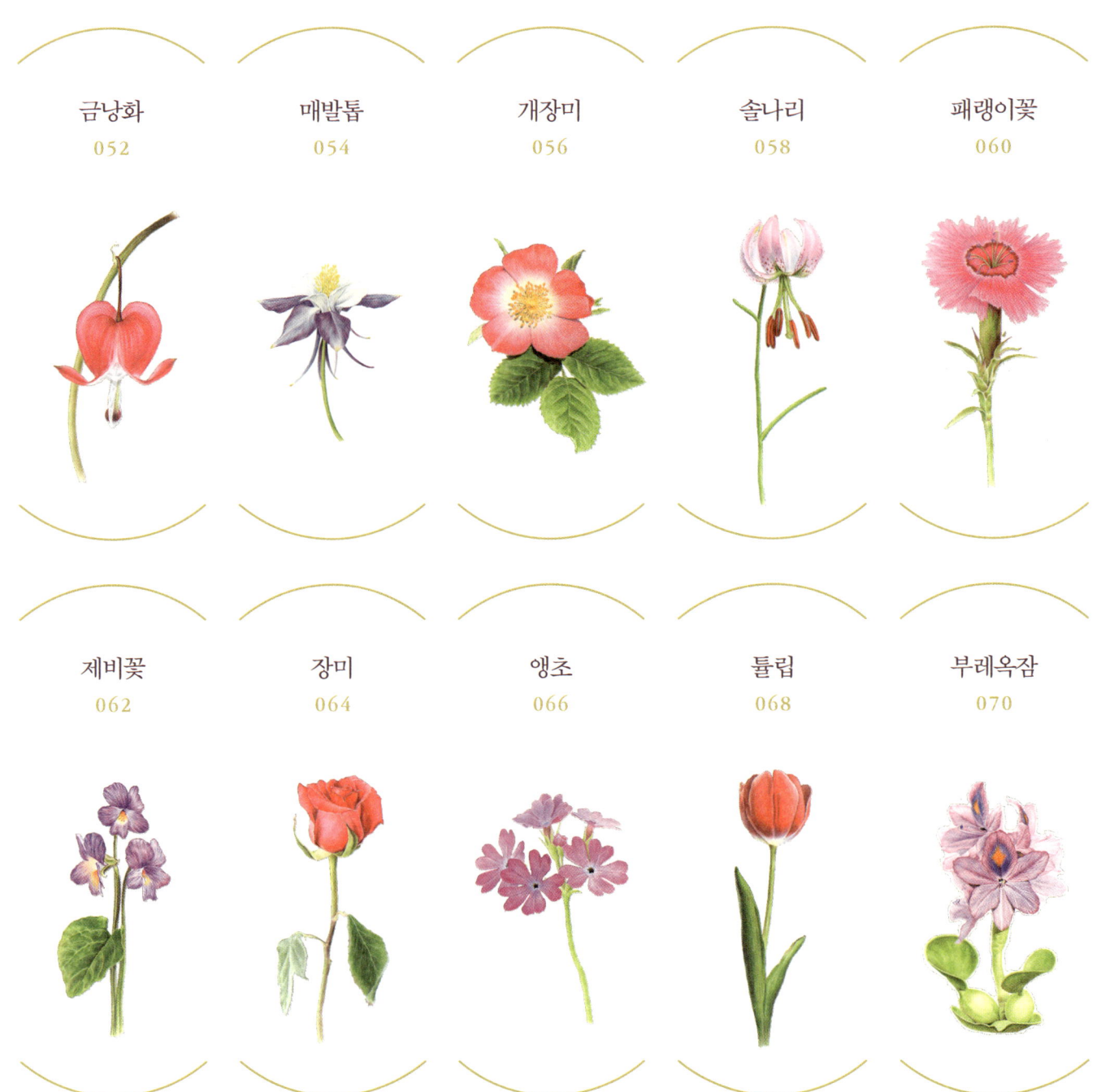

| 금낭화 | 매발톱 | 개장미 | 솔나리 | 패랭이꽃 |
| 052 | 054 | 056 | 058 | 060 |

| 제비꽃 | 장미 | 앵초 | 튤립 | 부레옥잠 |
| 062 | 064 | 066 | 068 | 070 |

## | 자주 하는 질문 |
## Q&A

**Q**
**책을 만들 때 사용한 색연필과 그 밖의 재료들이 궁금합니다.**

A

파버카스텔사의 수성 색연필과 연필깎이, 떡 지우개 그리고 '별나라 그림상점'에서 판매하는 더스트 브러쉬를 사용했습니다. 색연필은 수성이지만 물은 사용하지 않습니다.

**Q**
**수성 색연필을 사용한 특별한 이유가 있나요?**

A

특별한 이유는 없습니다. 색이 부드럽게 잘 올라가고 여러 번 쌓아도 미끌거림이 없는 색연필을 찾다보니 파버카스텔의 수성 색연필을 사용하게 되었습니다.

**Q**
**꼭 같은 색연필을 사용해야 하나요?**

A

그렇지 않습니다. 이 책의 명암 7단계 파트 색칠이 가능하다면 어떤 색연필이나 가능합니다.

**Q**
**이 책의 종이는 무엇인가요?**

A

150g 모조지입니다. 여러 브랜드의 모조지 중에서 색연필 채색이 가장 곱고 진하게 잘 올라가는 종이로 선정하여 만들었습니다.

**Q**
**저는 초보인데 잘 할 수 있을까요?**

A

본문에 들어가기 전에 기초 부분과 워밍업 부분을 꼼꼼하게 진행해 주세요. 드로잉 기초의 가장 엑기스만 뽑아서 구성해 만든 파트로 그림 초보분들께 많은 도움이 될 것입니다.

**Q**
**색연필 구입할 때 팁이 있을까요?**

A

세트로 구입할 경우 꽃을 색칠하기에 적합하지 않은 컬러군으로 이루어져 있는 경우가 있습니다. 낱색이 아닌 세트로 구입할 예정이라면 빨강이나 자주, 분홍, 연보라 등의 꽃 색깔 계열이 다양하게 있는지 꼭 확인한 후 구입하는 것이 좋습니다.

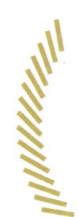 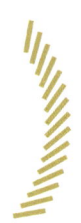

# 선 연습하기

선 연습은 모든 그림의 기초가 되는 단계로 건너뛰지 말고 꼭 진행해 주세요.

## 선 연습 ❶

평행이 되는 얇은 선을 여러 번 그어 보세요. 중간 중간 색연필을 돌려가면서 선을 그어야 일정한 굵기의 선을 만들 수 있습니다. 속도는 최대한 느리게 진행해 주세요.

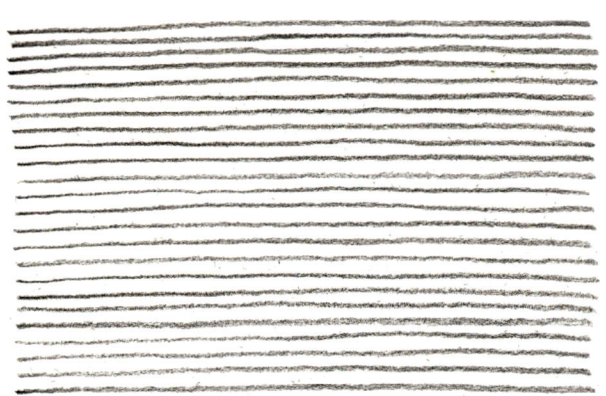

# 선 연습 ❷

색연필을 종이에 약간 힘주어 누른 뒤 원하는 방향으로 빠르게 그어 주세요.
이 선은 진하거나 어두운 부분 묘사를 할 때 자주 사용합니다. 반드시 연습이 필요합니다.

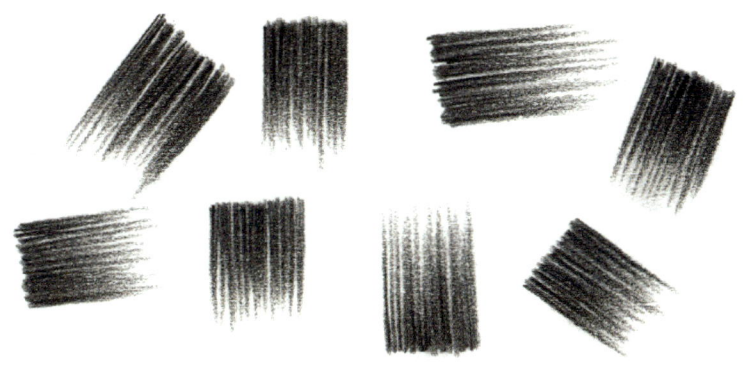

## 선 연습 ❸

가장 난이도가 있는 선이지만 그만큼 가장 많이 사용됩니다. 종이 위에 색연필을 서로 반대 방향으로 그어주는데 양쪽 끝에서 색연필을 살짝 올려 '선연습2'와 같이 뭉치는 부분이 없도록 그어 주세요.

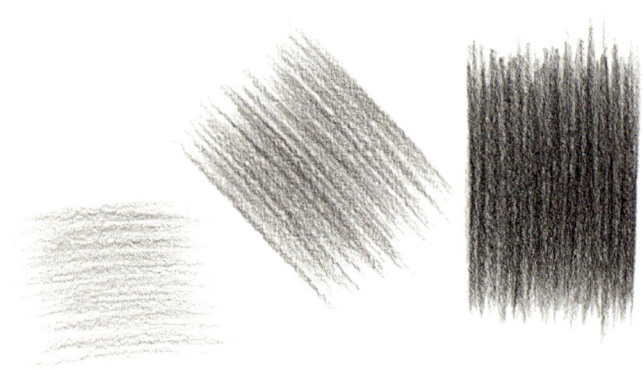

## 선 연습 ④

좁은 영역의 면을 채우거나 그러데이션을 위해 사용되는 선입니다. 용수철과 같이 연결되는 동그란 선을 계속 이어가면서 면을 만들어 주세요. 색을 바꿔가면서 그러데이션으로 표현하는 것도 좋습니다.

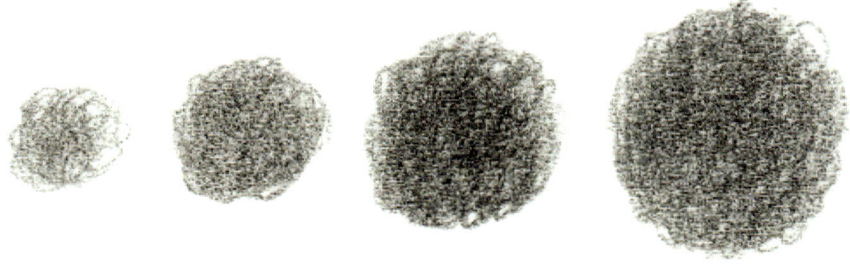

 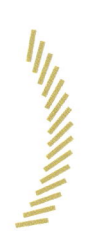

# 명암 7단계 연습하기

\#    명암 단계는 어렵지 않지만 입체적인 그림 표현에 있어 반드시 배워야 하는 과정입니다.
       이미 해 본 적이 있더라도 이번 기회에 한 번 더 그려 보고 넘어갑시다.

\#    가장 밝은 면은 색연필 끝을 잡고 힘을 빼서 천천히, 얇게 선을 그어 줍니다.
       눈에 보일 듯 말듯 아주 흐리게 2~3겹 서로 다른 방향의 선을 쌓아 주세요.

\#    점점 어두운 단계로 진입할수록 색연필 심과 가깝게 잡고 힘을 주어 선을 그어 주세요. 선이
       두꺼워지지 않도록 항상 연필을 돌려가며 뾰족한 부분을 찾아 선을 만들고 여의치 않을 경우에는
       연필깎이를 사용해 다시 연필을 뾰족하게 만들어 사용하는 것도 하나의 방법입니다.

\#    재료를 아끼지 마세요.

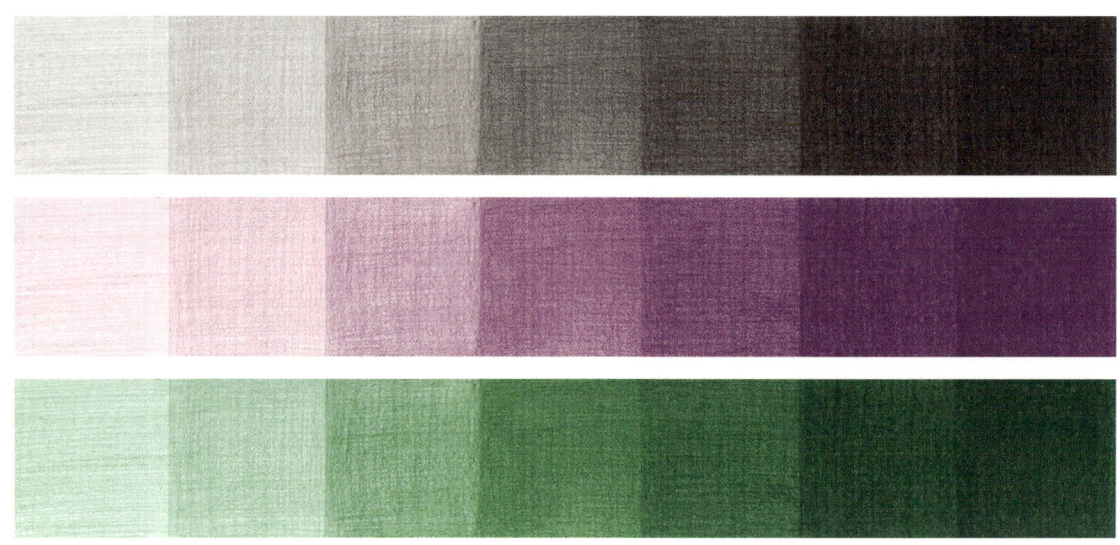

## 그러데이션 연습하기

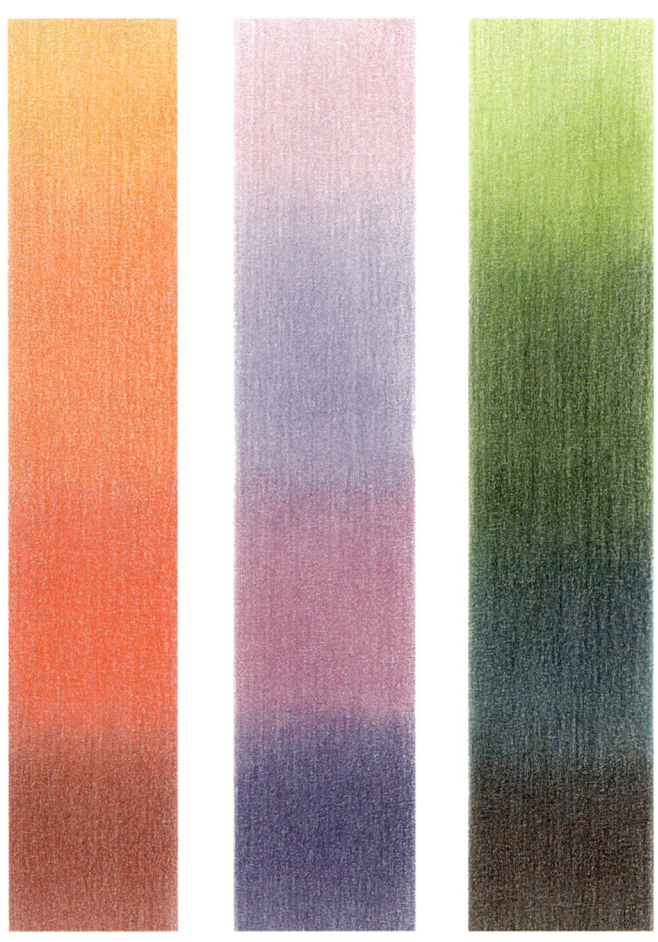

3cm의 세로 선을 '선 연습3'에서 배웠던 방법으로 흐리게 여러 번 그어 줍니다.
한 번에 진하게 그으려고 하지 말고 흐리게 여러 겹 곱게 쌓아주는 것이 포인트입니다.
한 색이 끝났다면 다음 색을 조금 겹치게 칠해 주세요. 선을 쓰는 방법은 동일합니다.
한 번에 끝내지 말고 색이 비어 보이는 부분을 채워 가면서 완성해 보세요.

| 워밍업 |
# warming up

## ✸ 꽃대 그리기 ✸

줄기는 원기둥으로 살짝 안쪽 부분이 가장 밝습니다. 세로 선만 사용하지 말고
고운 가로 선도 사용해야 입체감이 올라갑니다.

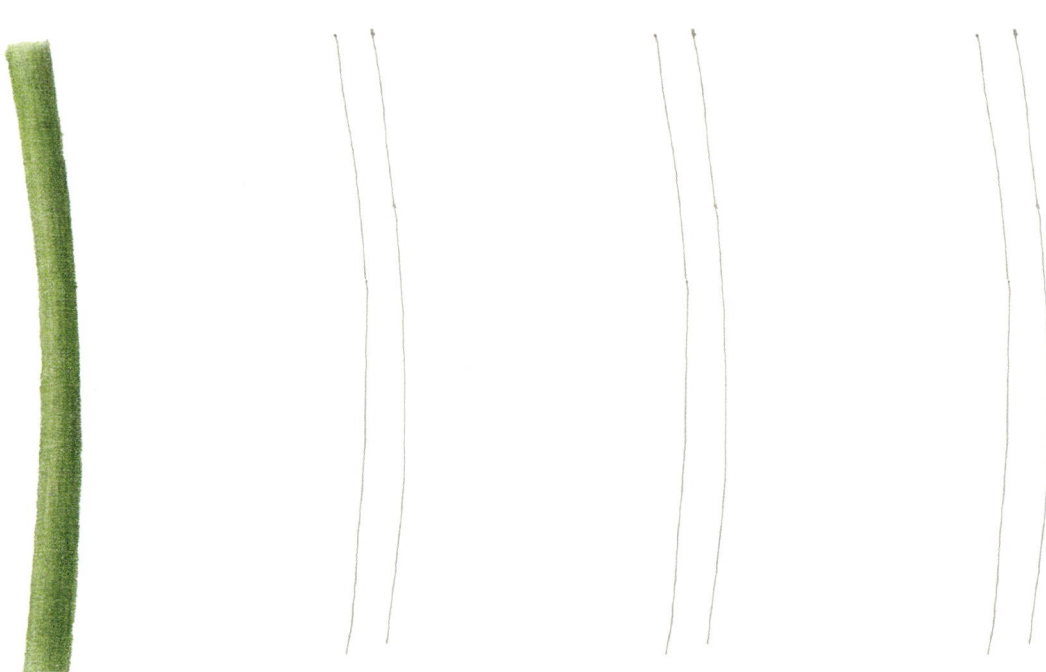

## ✽ 꽃잎 그리기 ✽

주조색이나 중간톤 색 또는 베이스 색을 사용해 전반적인 명암을 만들어 주고 그 다음 색을 올려 점차적으로 완성합니다. 급하게 완성하지 말고 고운 선을 여러 겹 정성스럽게 깔아서 그려 보세요.

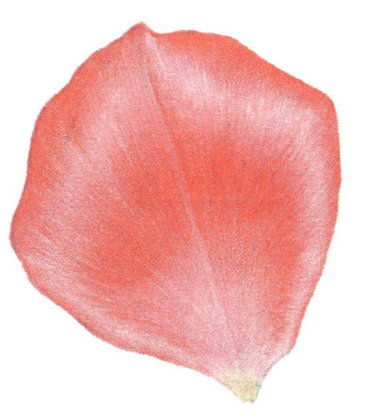
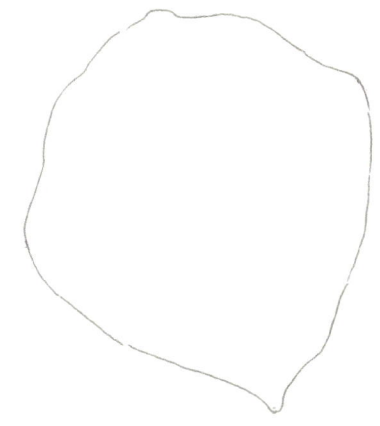

## ✽ 잎사귀 그리기 ✽

잎사귀 역시 베이스색이나 주조색을 깔면서 큼지막하거나 굵은 잎맥을 같이 그려 주세요.
어두운 그림자가 있다면 가장 마지막에 그려 줍니다.

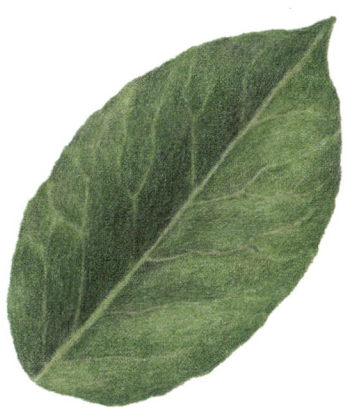
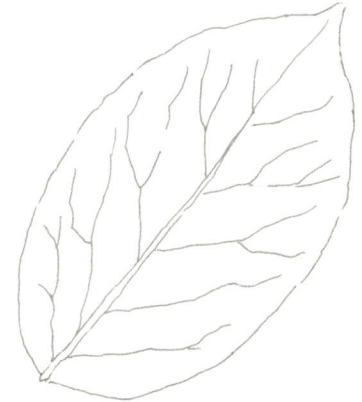

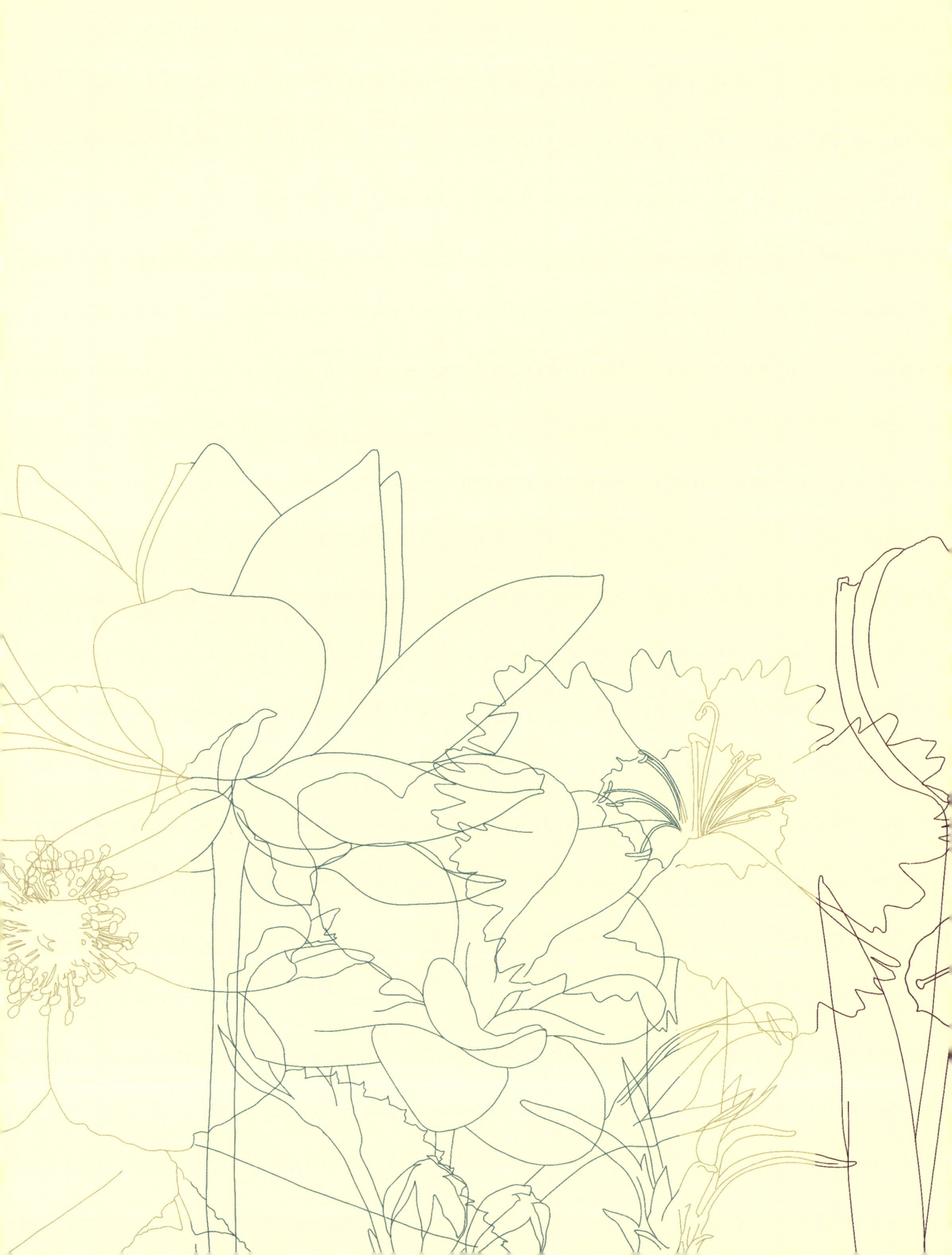

기억력 강화를 위한 시니어 꽃 컬러링북

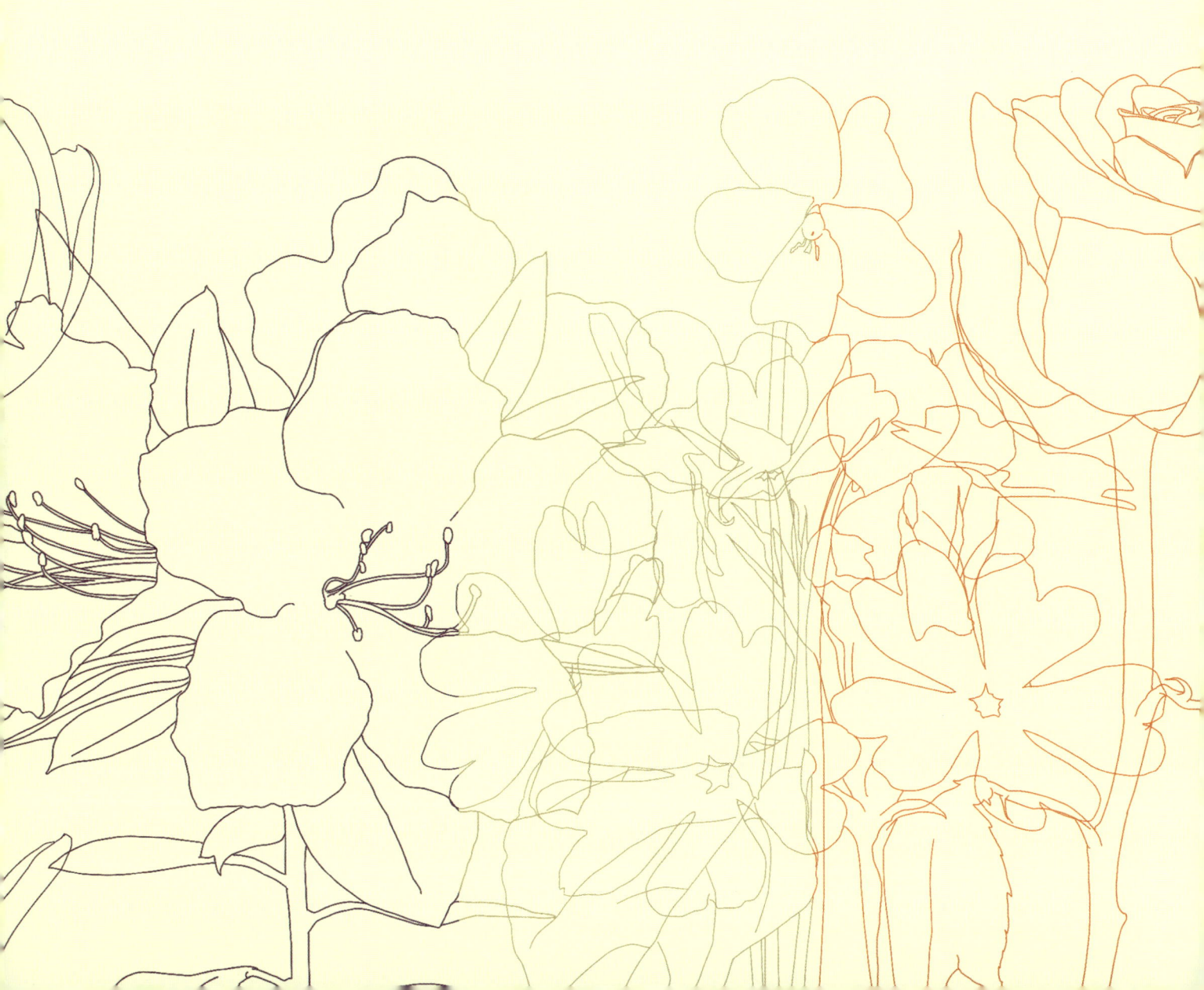

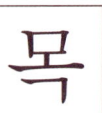

고 귀 함

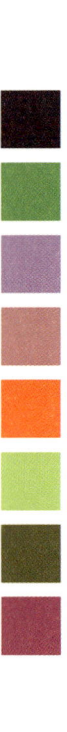

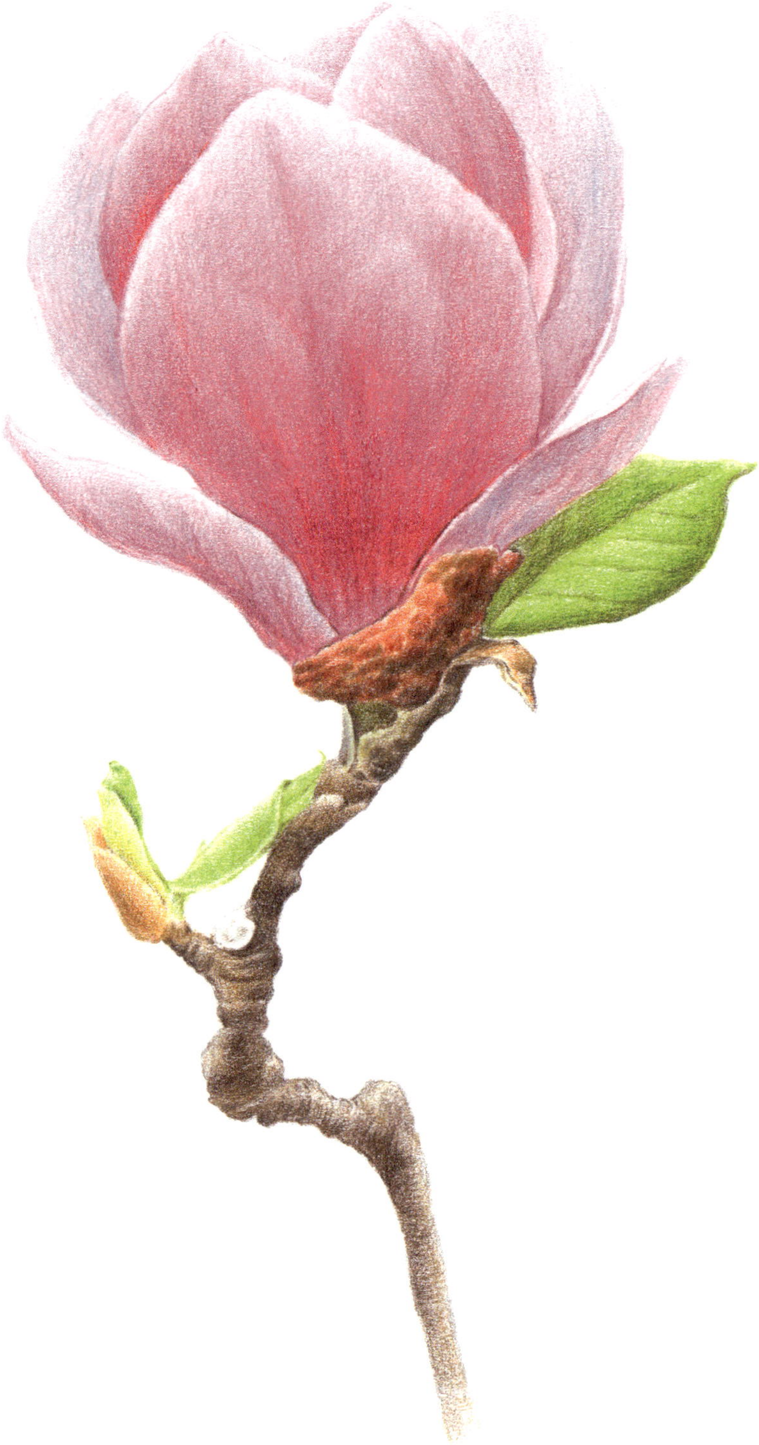

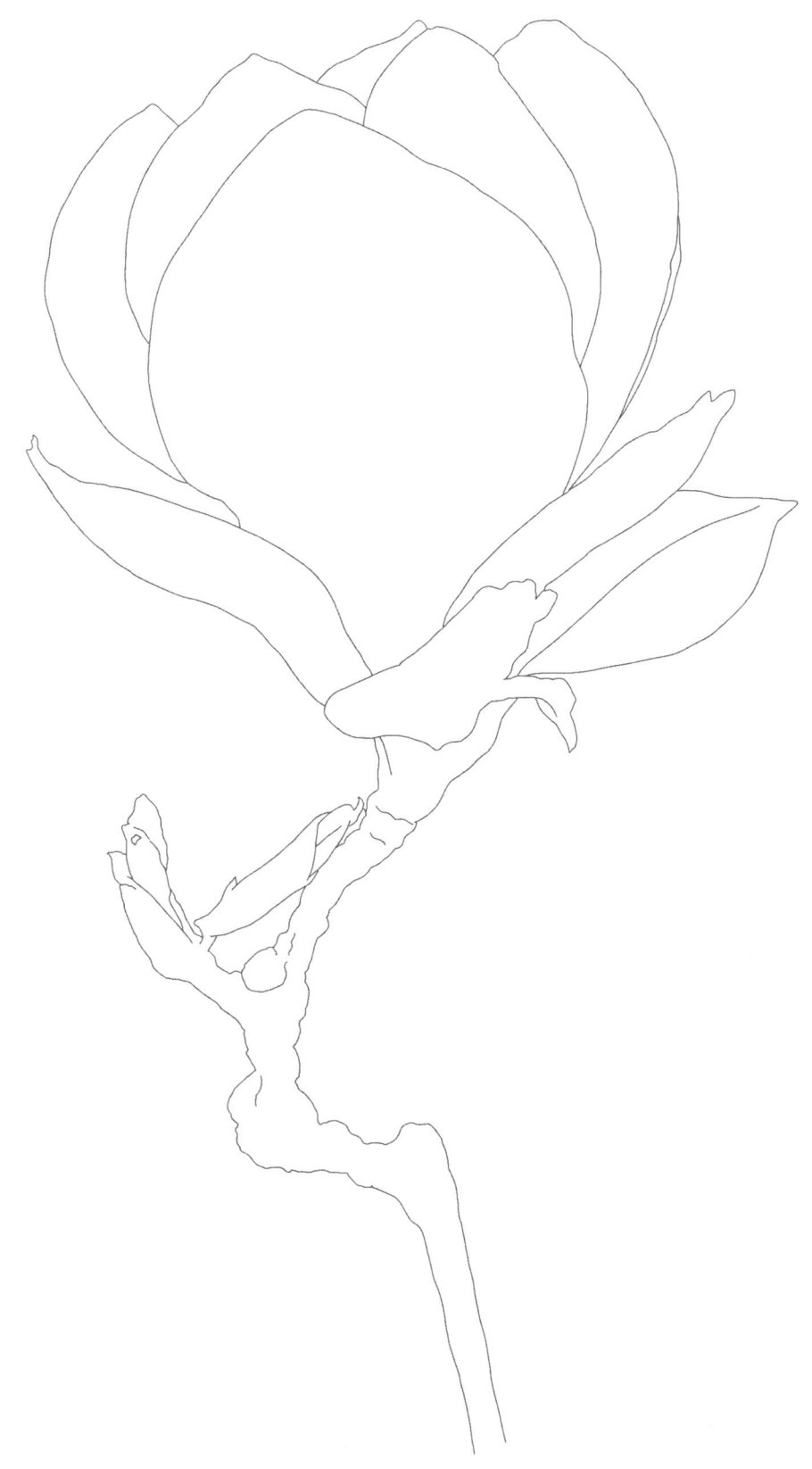

| 카 | 네 | 이 | 션 |  • 어머니의 사랑 •

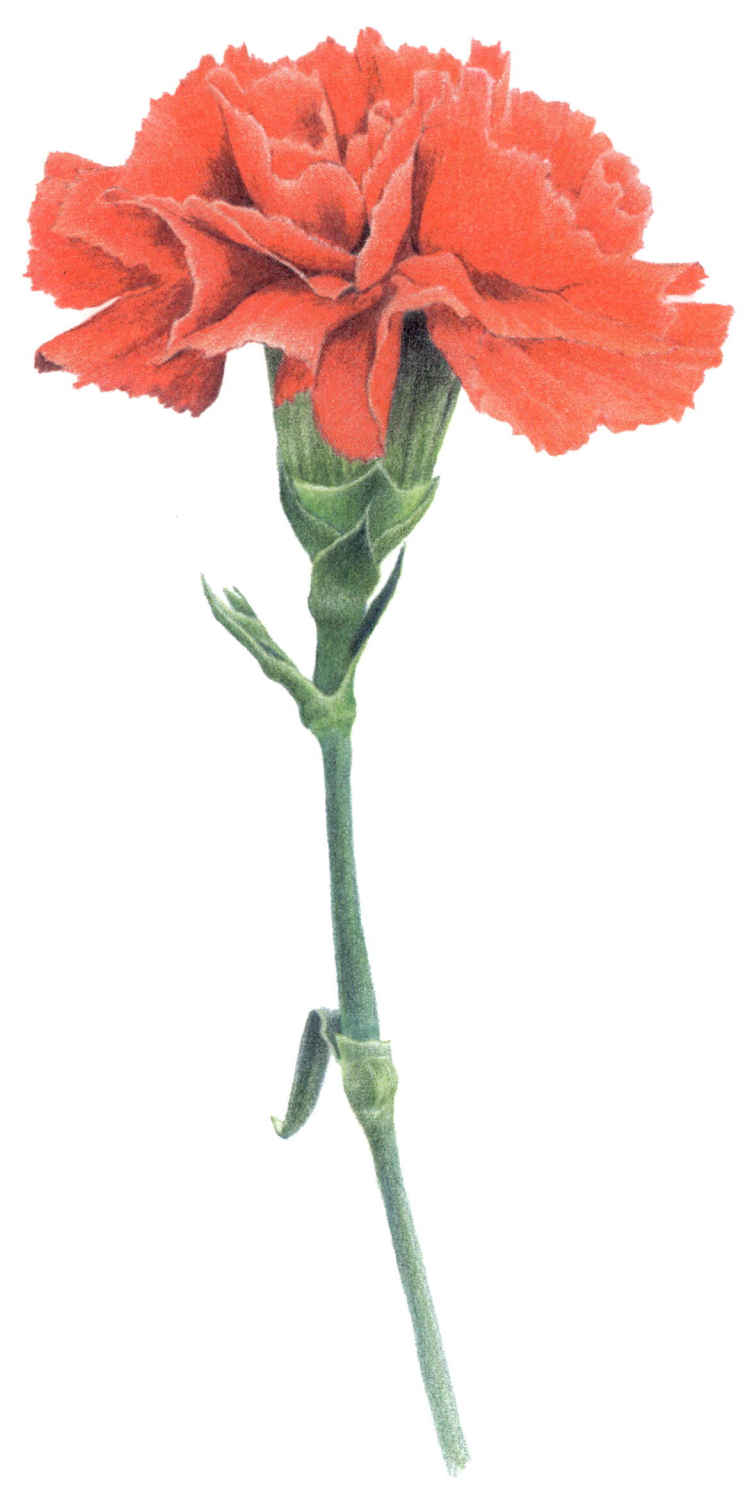

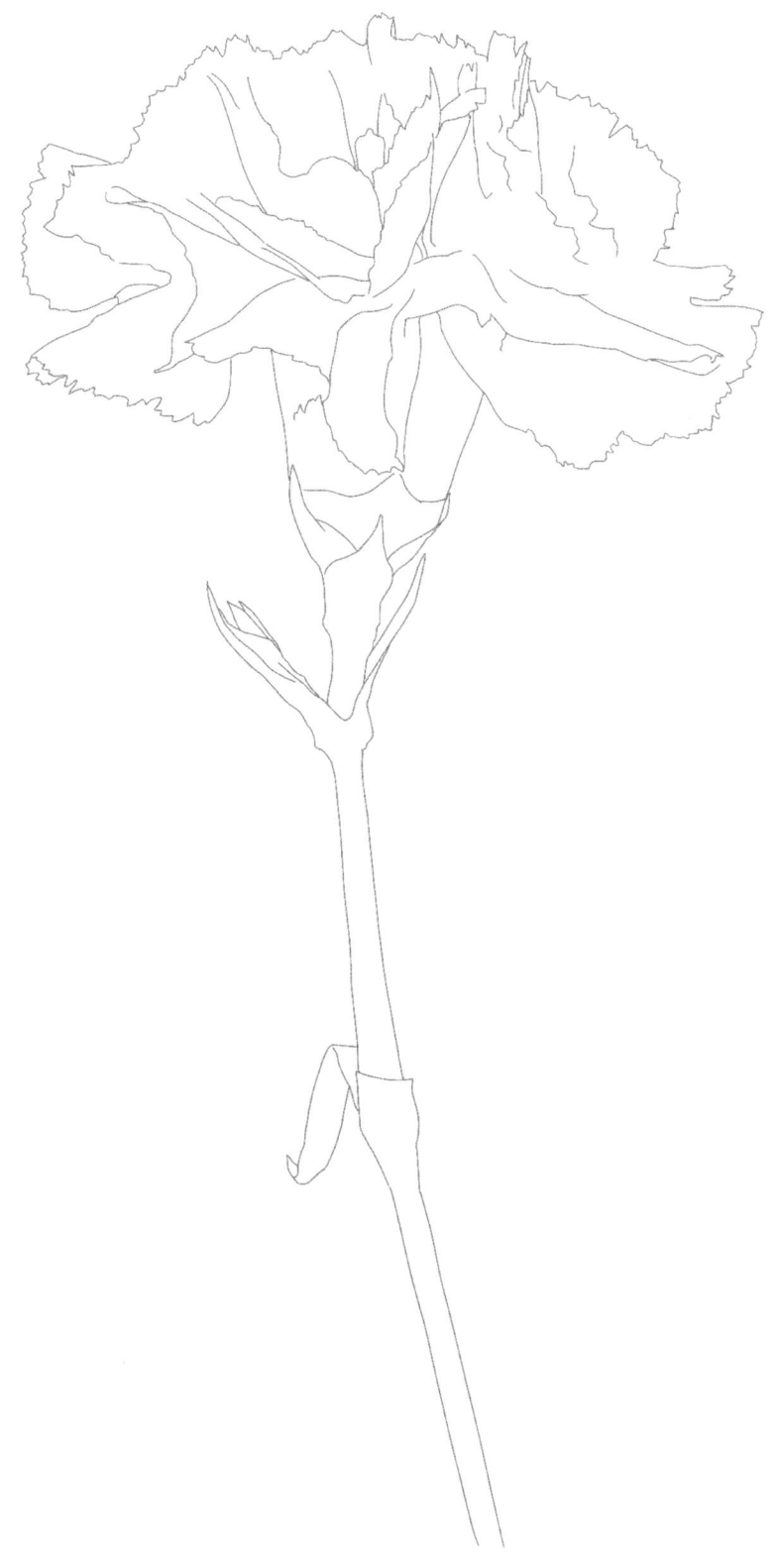

# 수 선 화

· 자 기 사 랑 ·

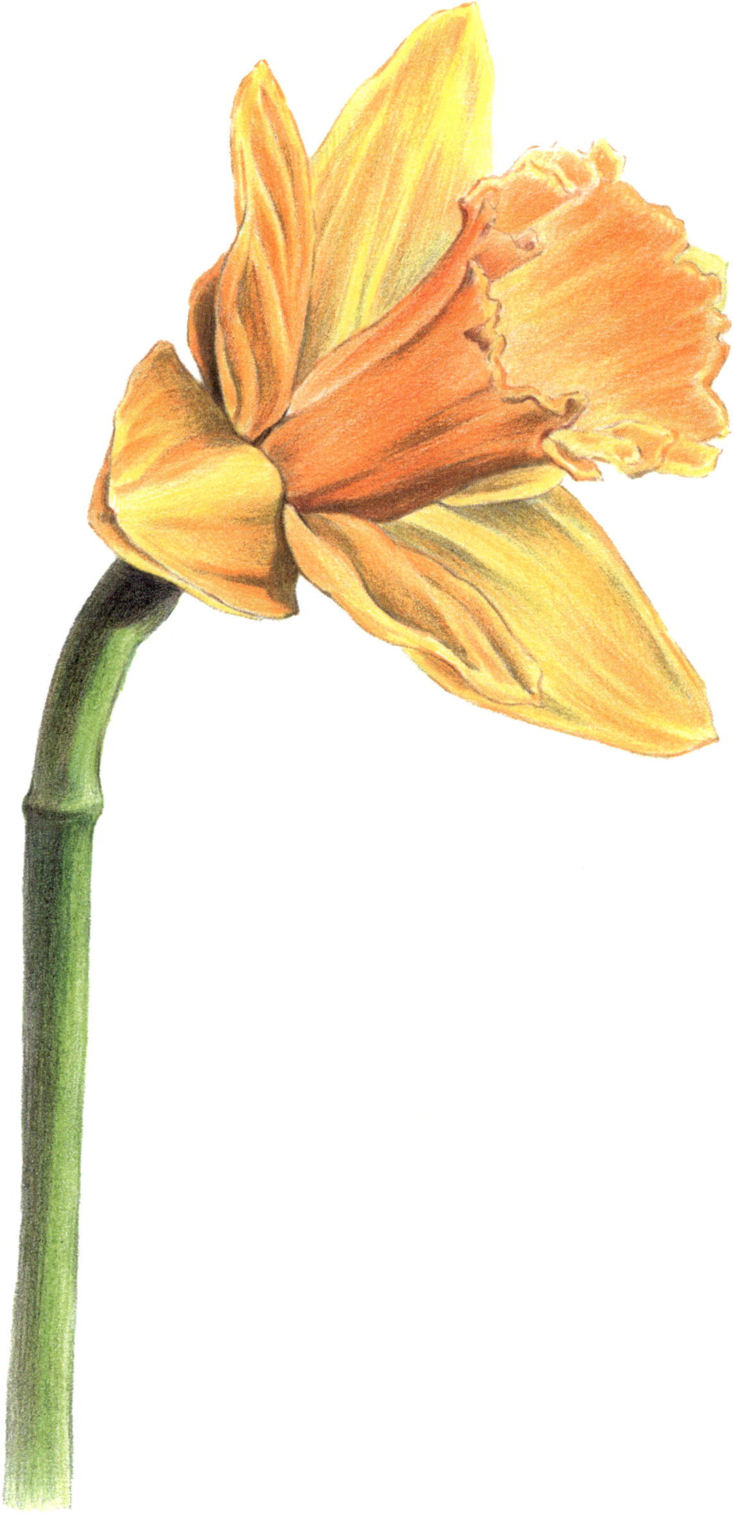

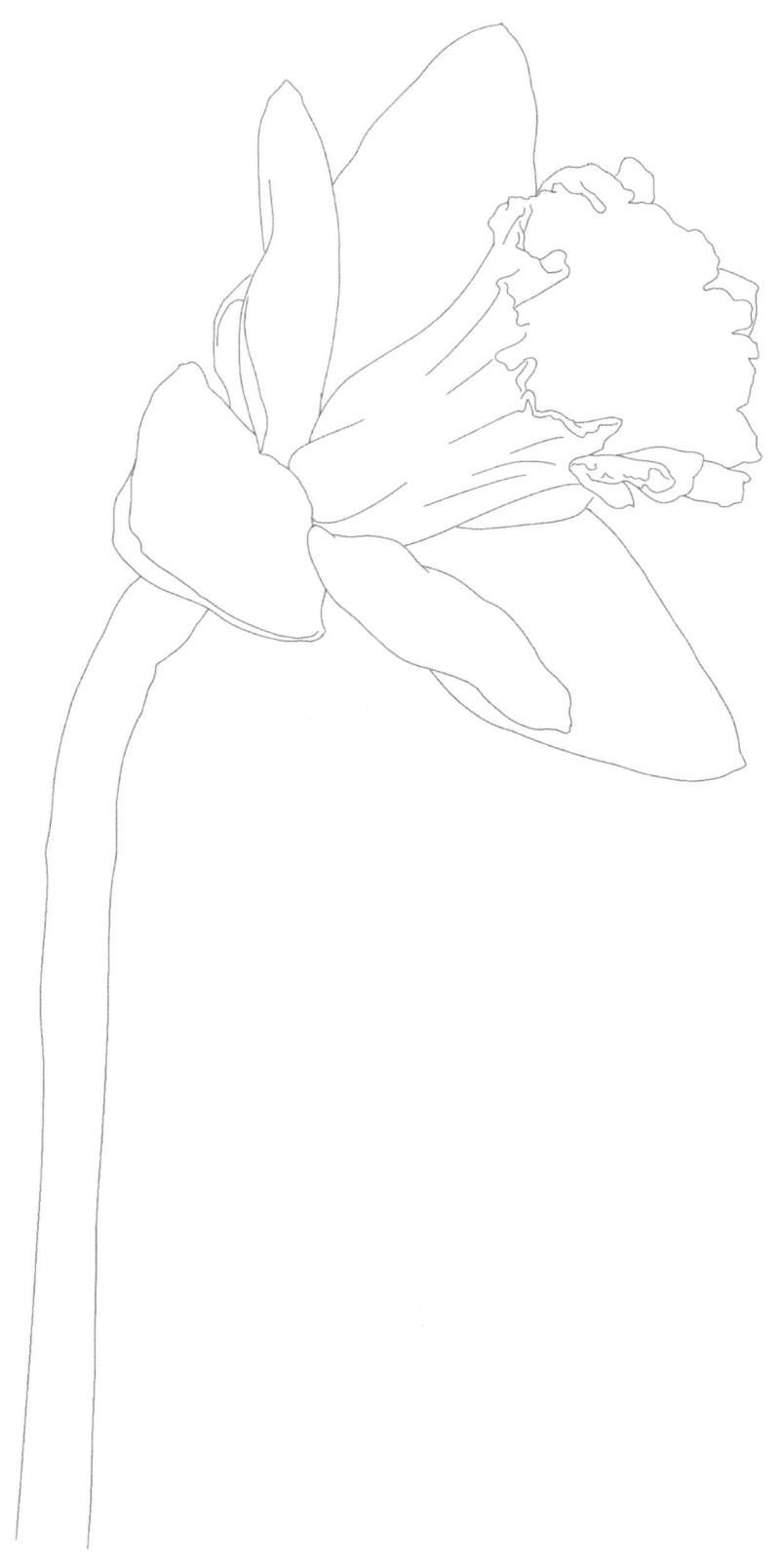

# 목화

어머니의 사랑

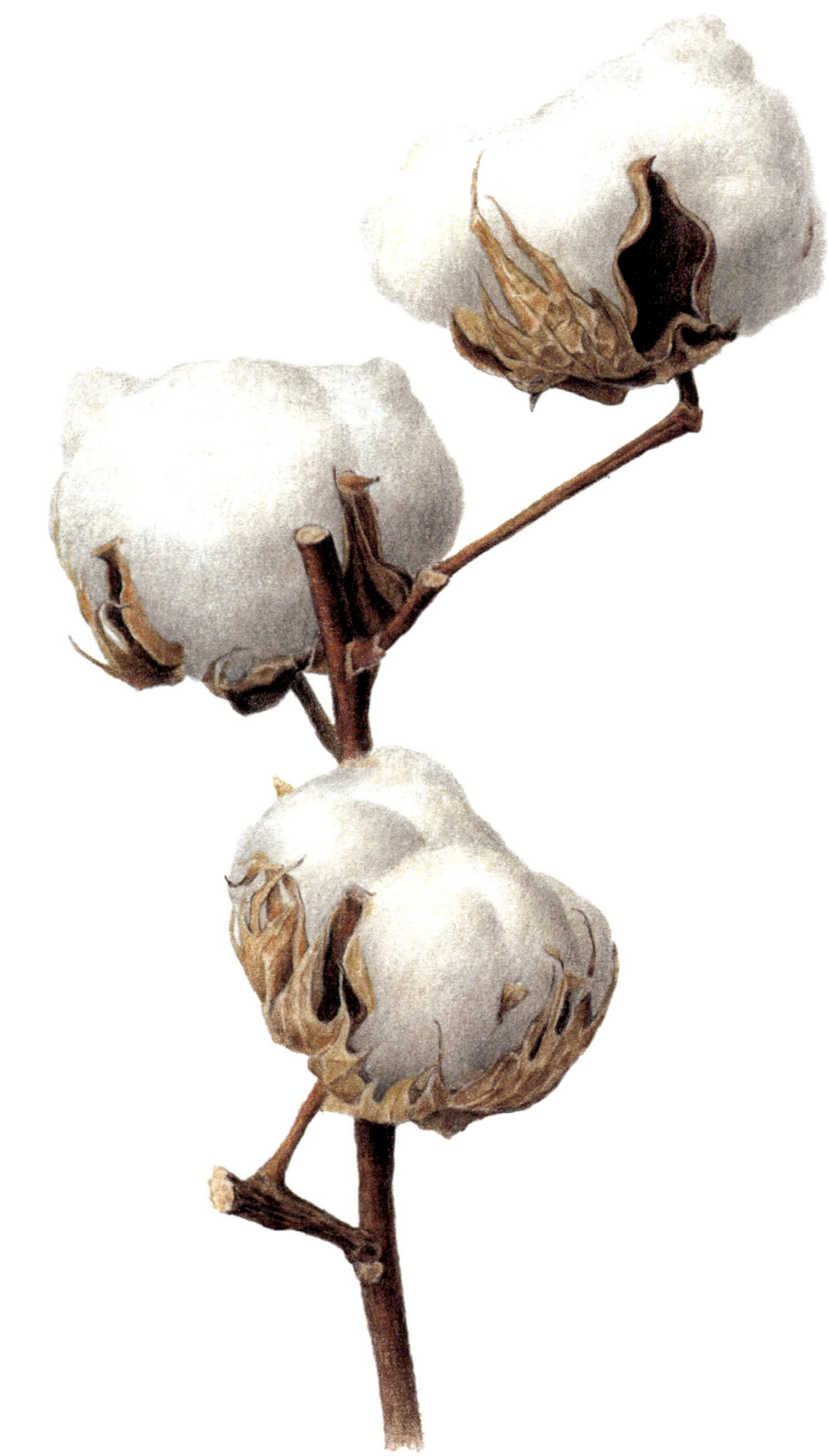

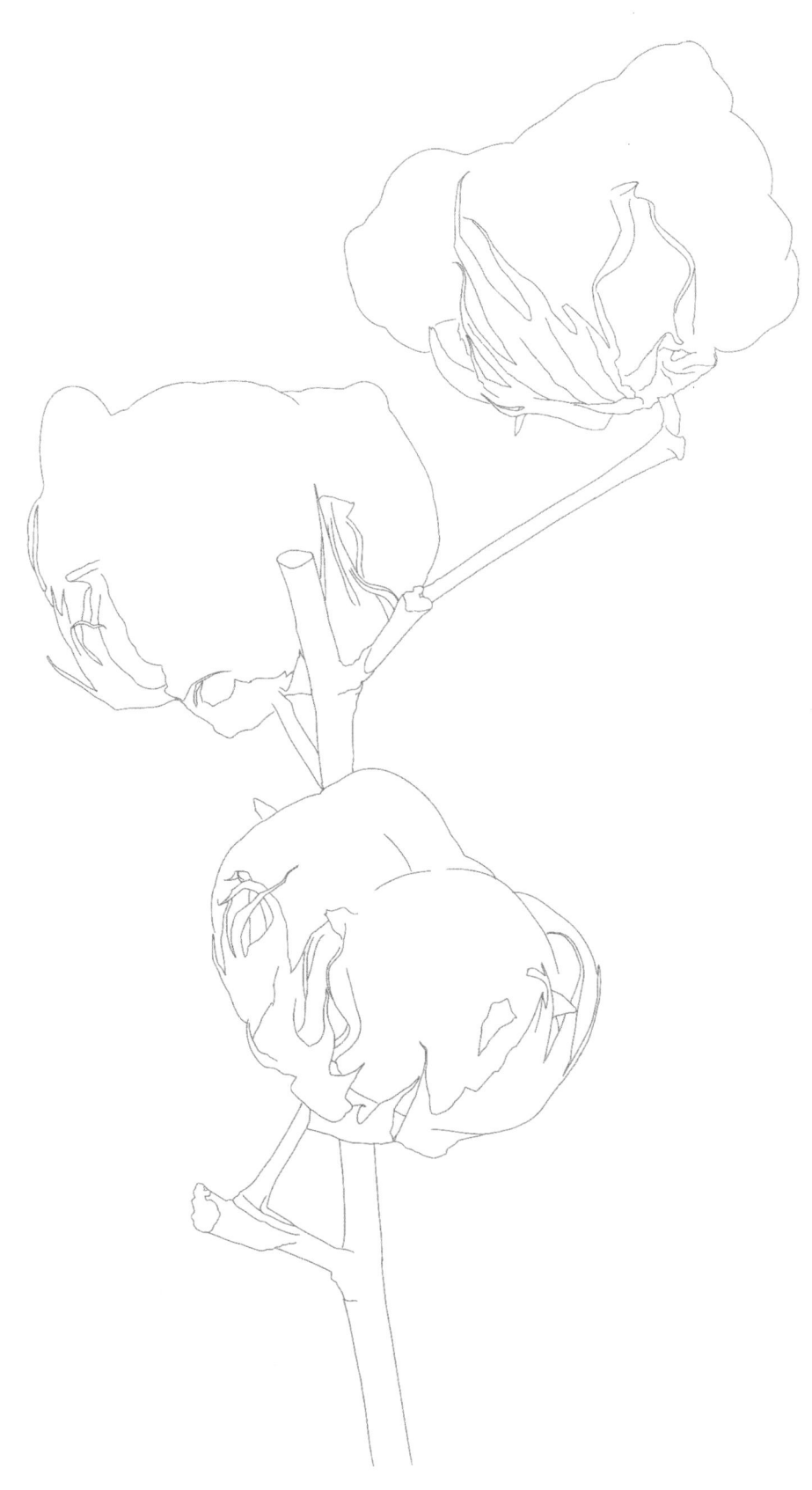

# 아마꽃

감사합니다

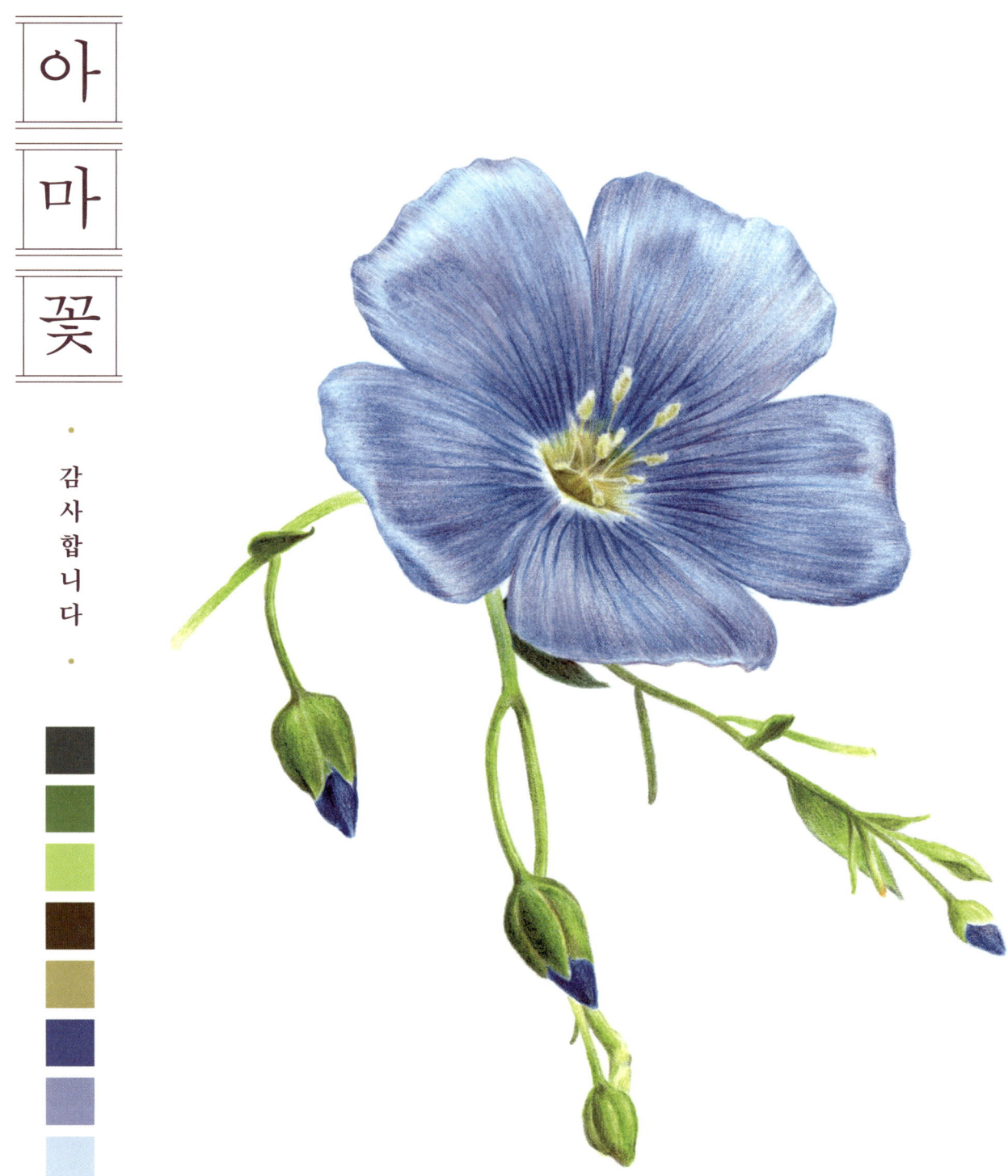

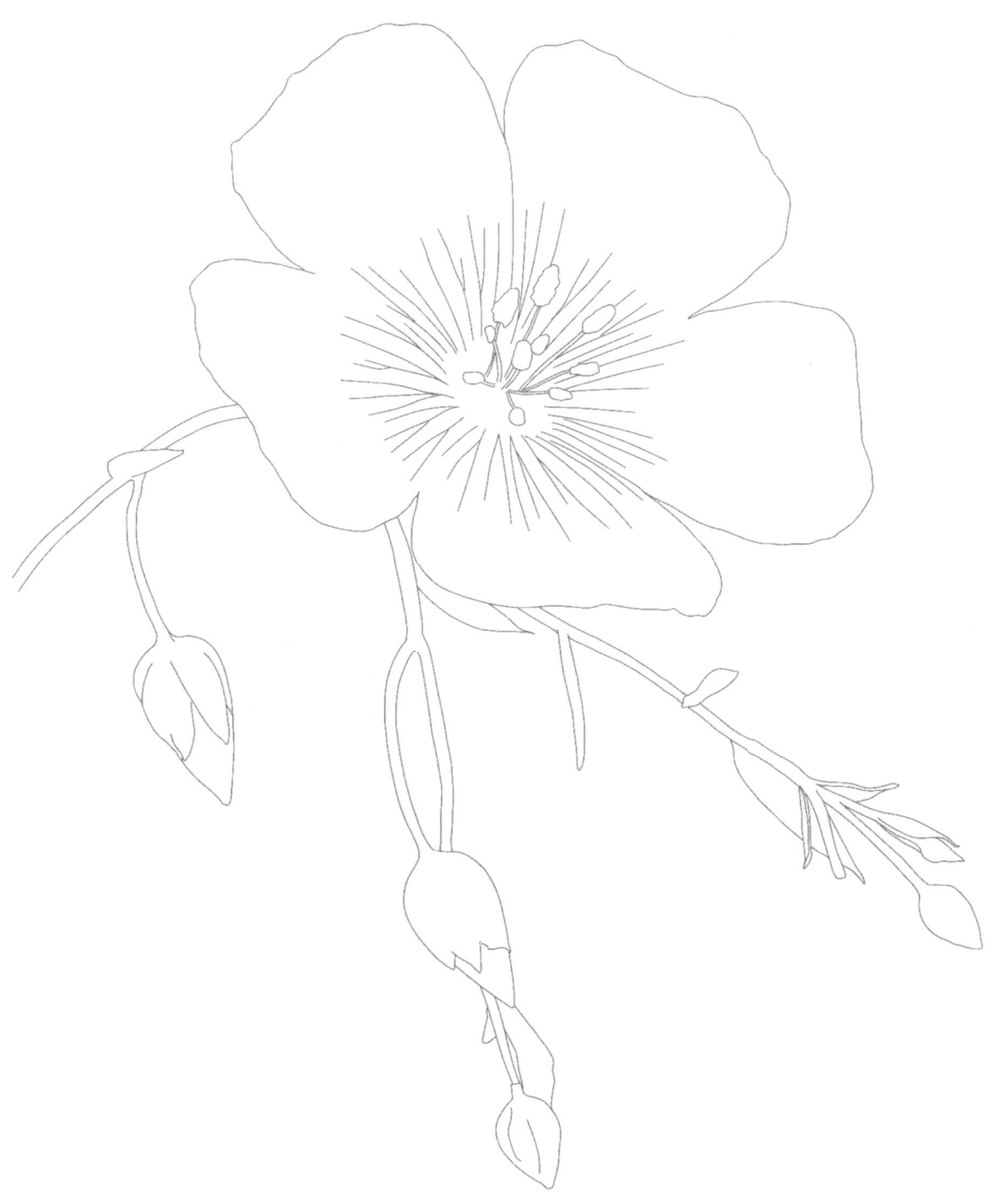

# 진달래

절제, 청렴

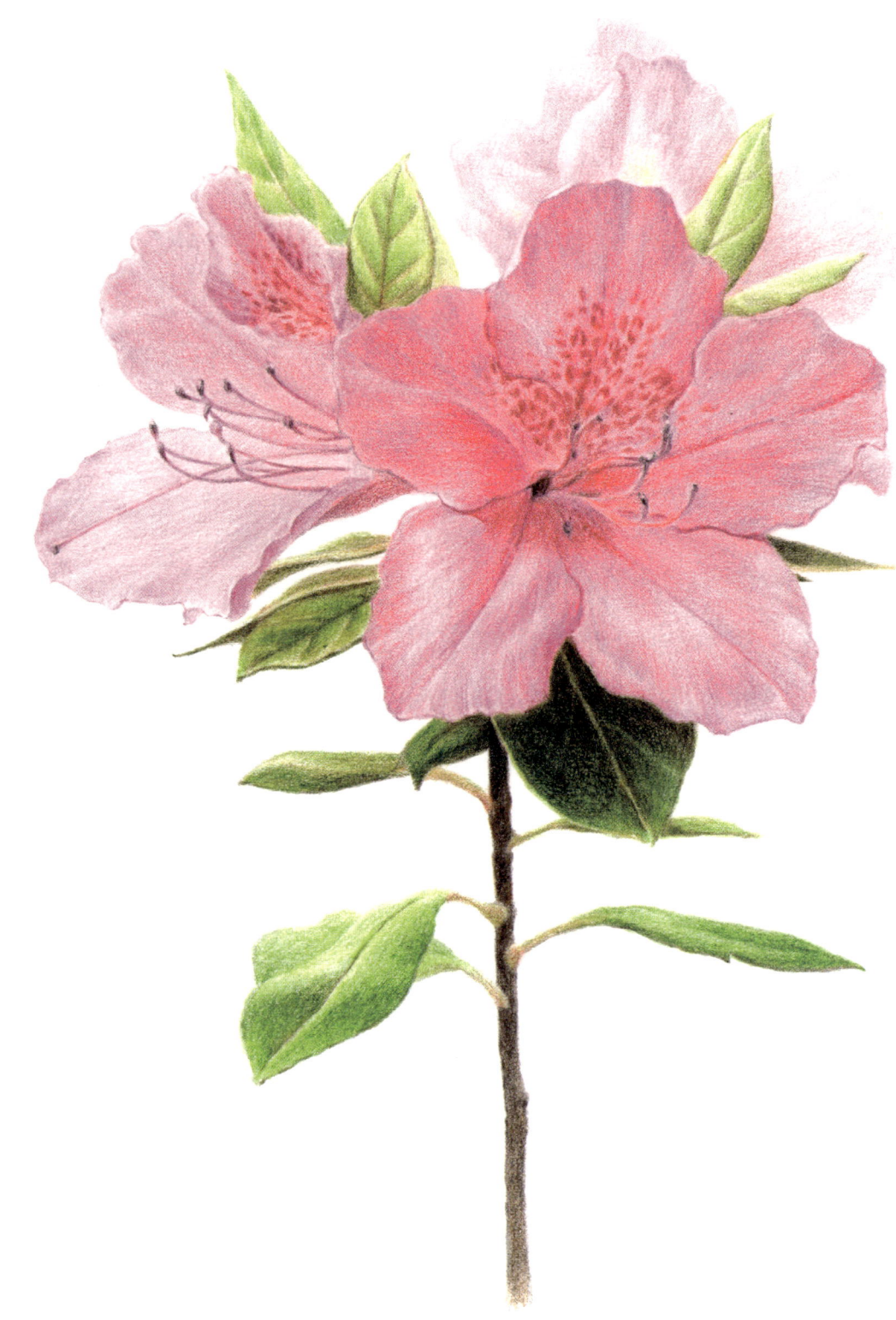

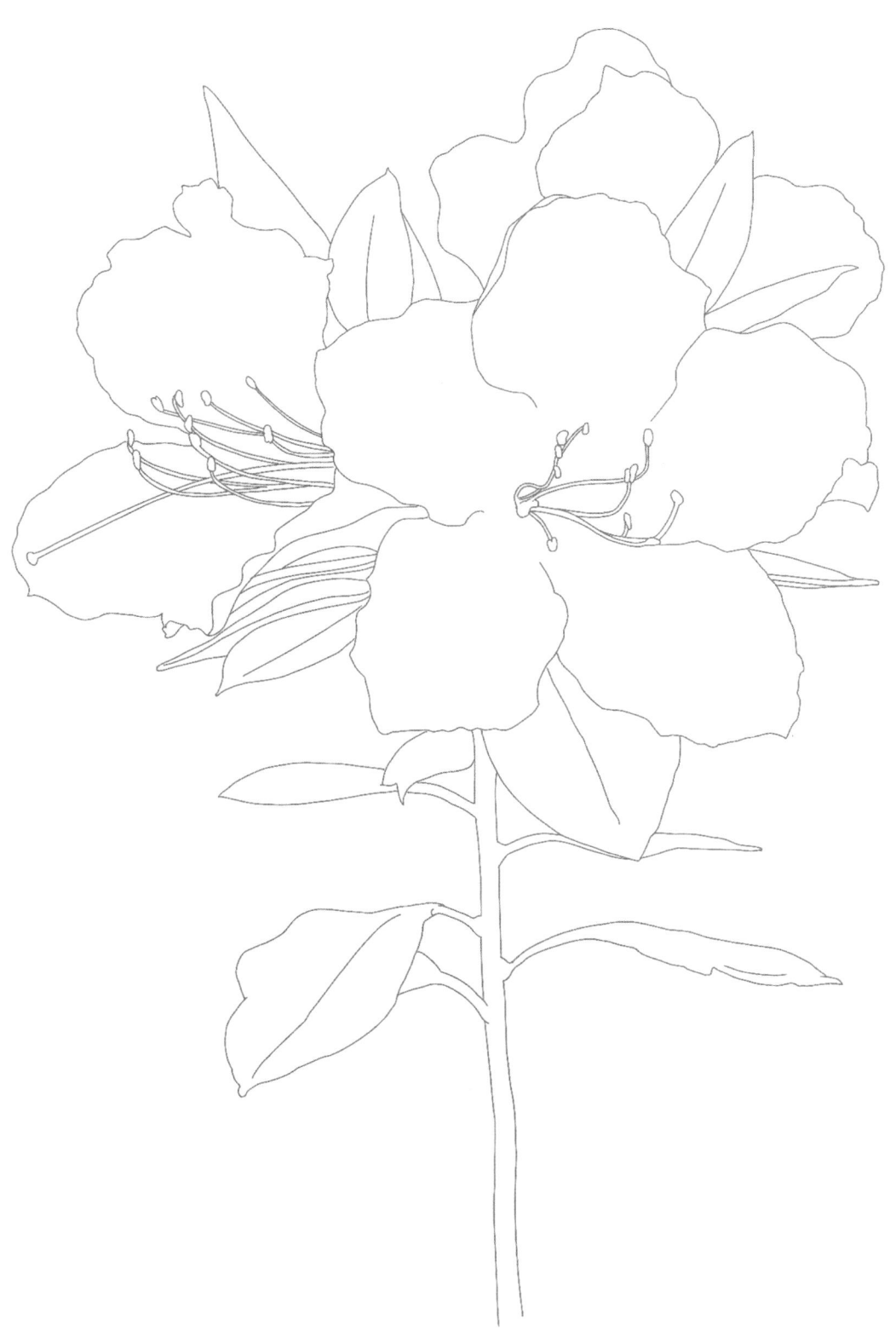

# 금 잔 화

· 비탄, 실망, 비애 ·

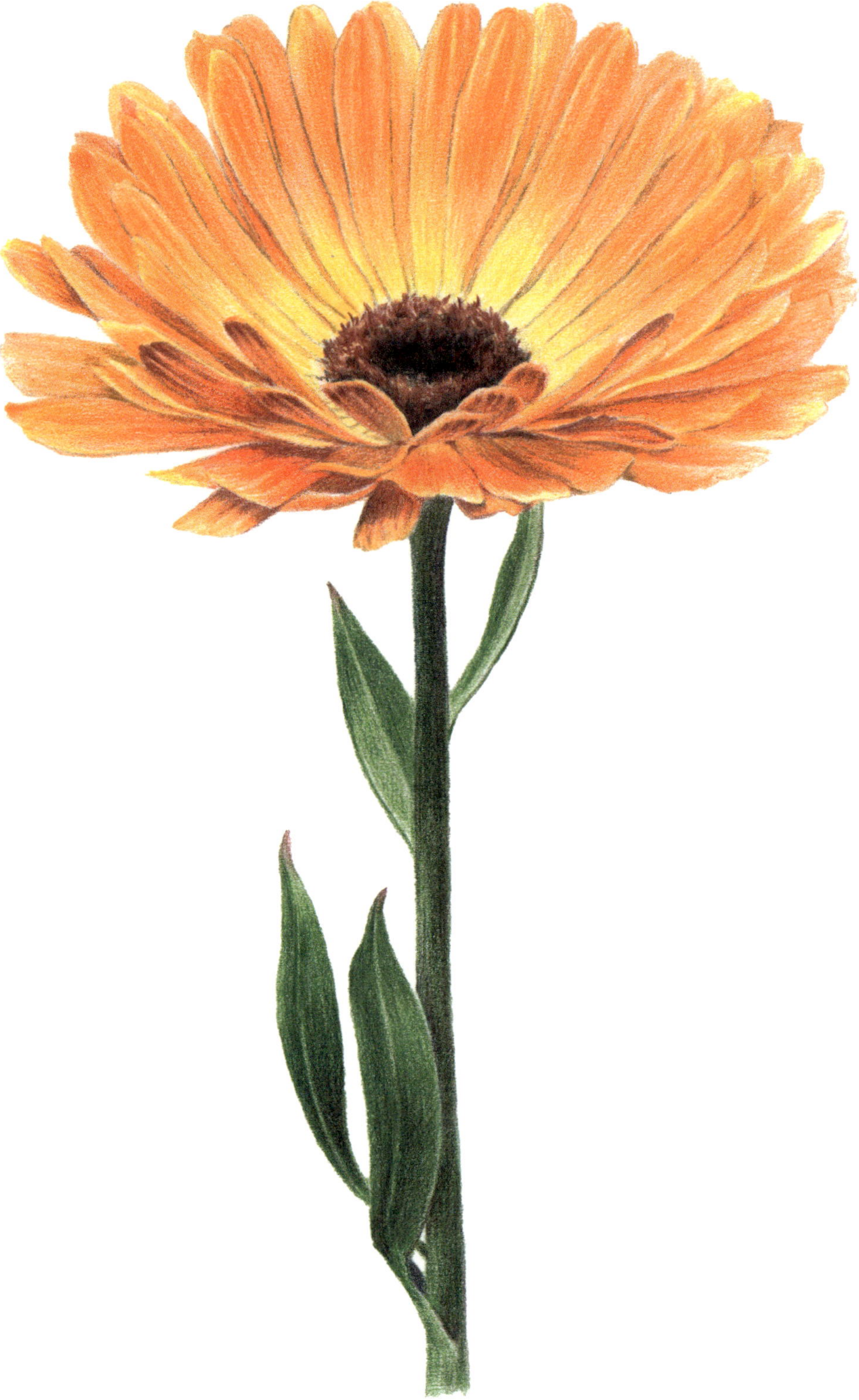

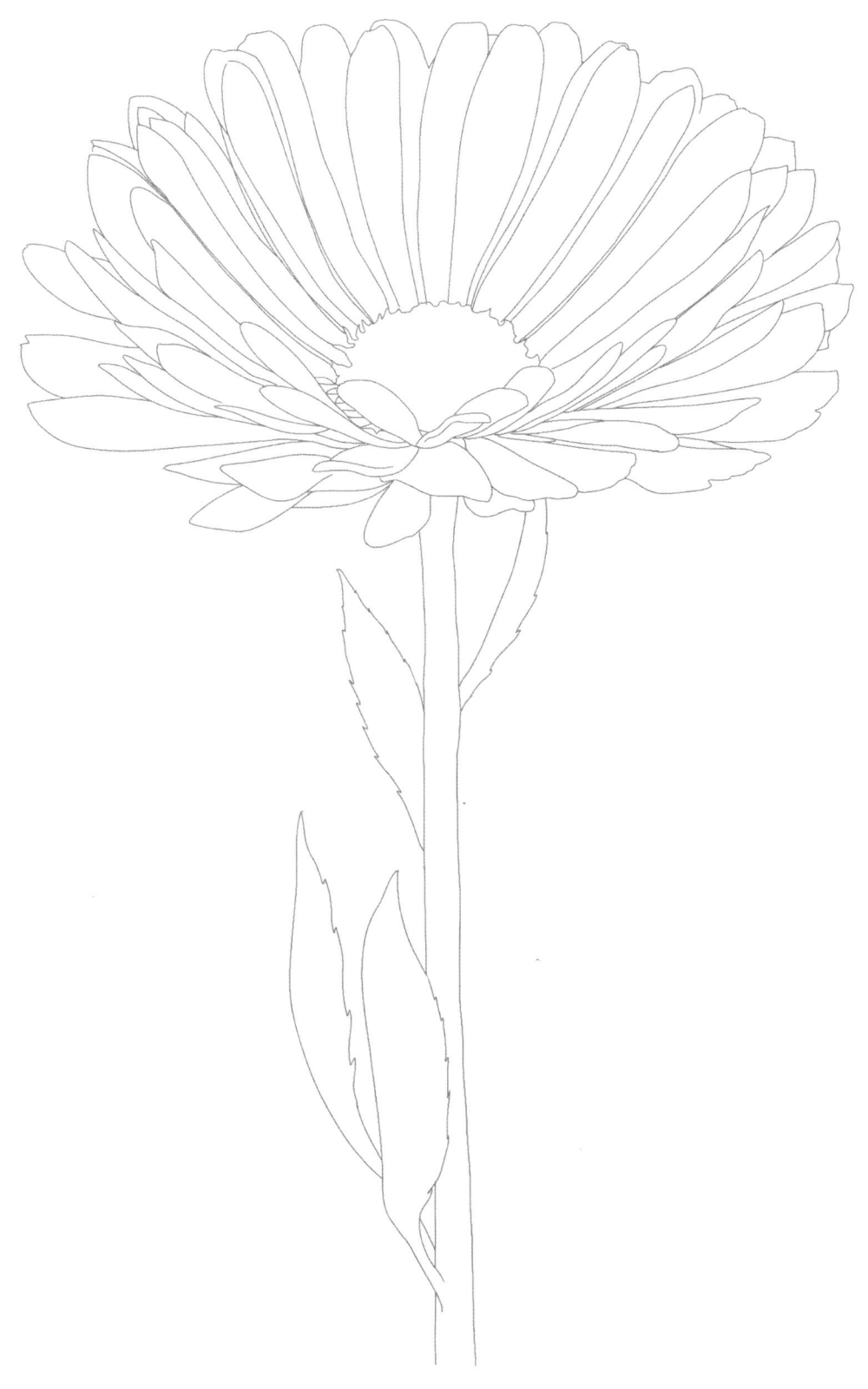

# 코스모스

· 소녀의 순정 ·

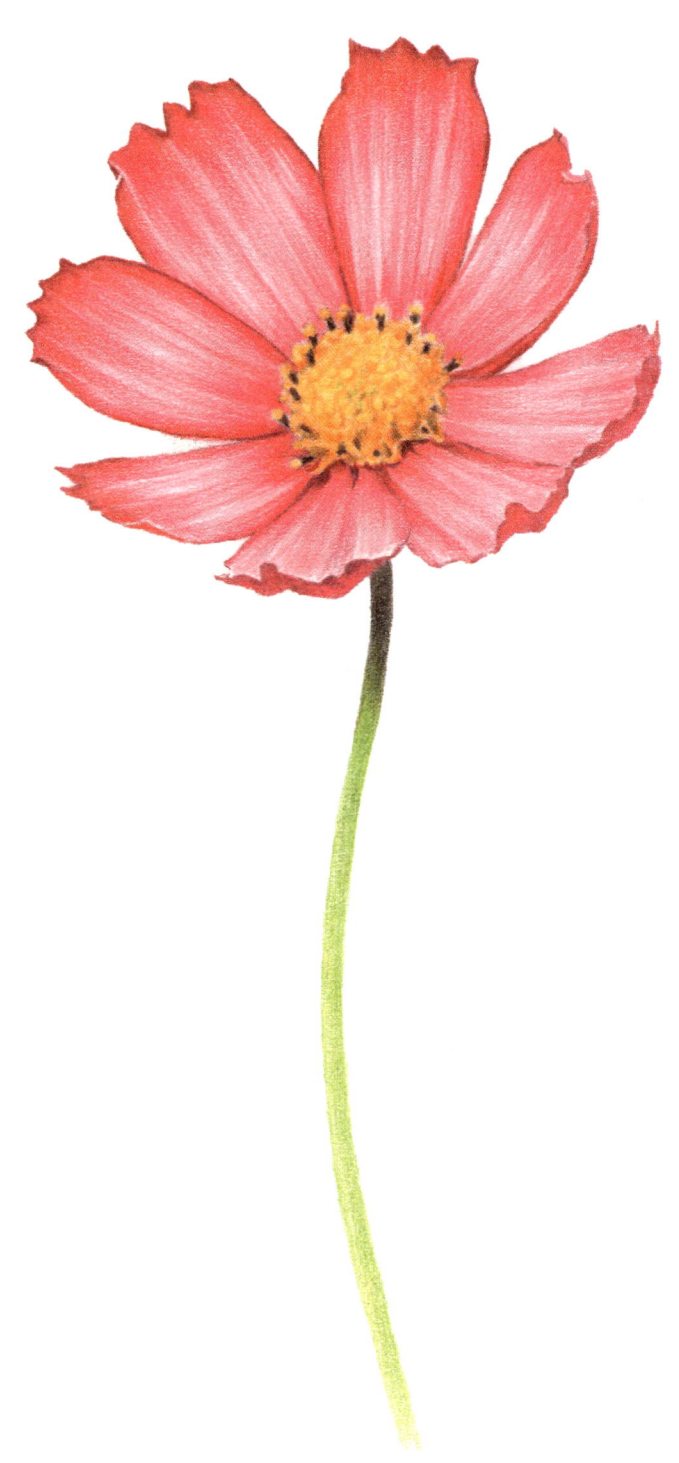

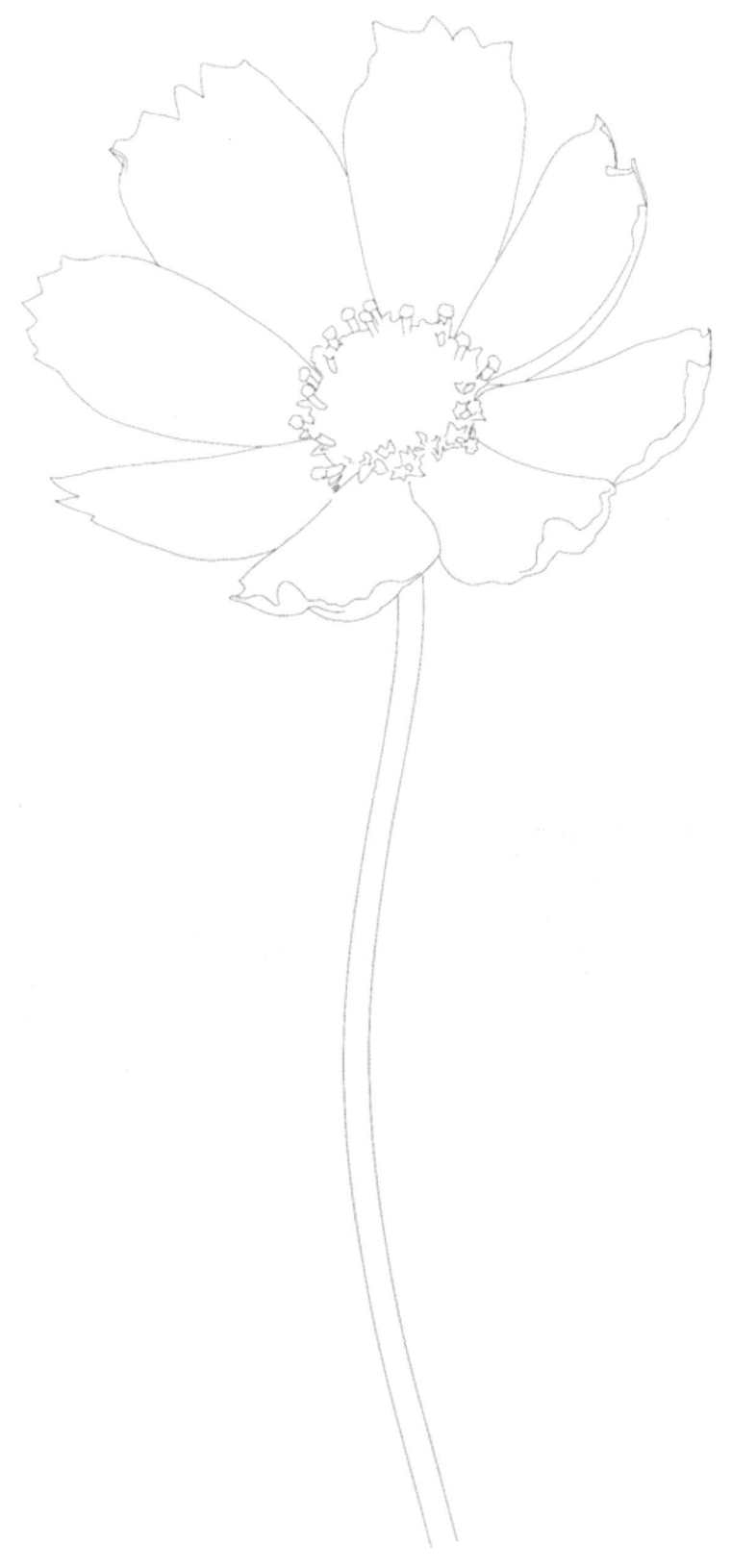

# 무궁화

· 일편단심 ·

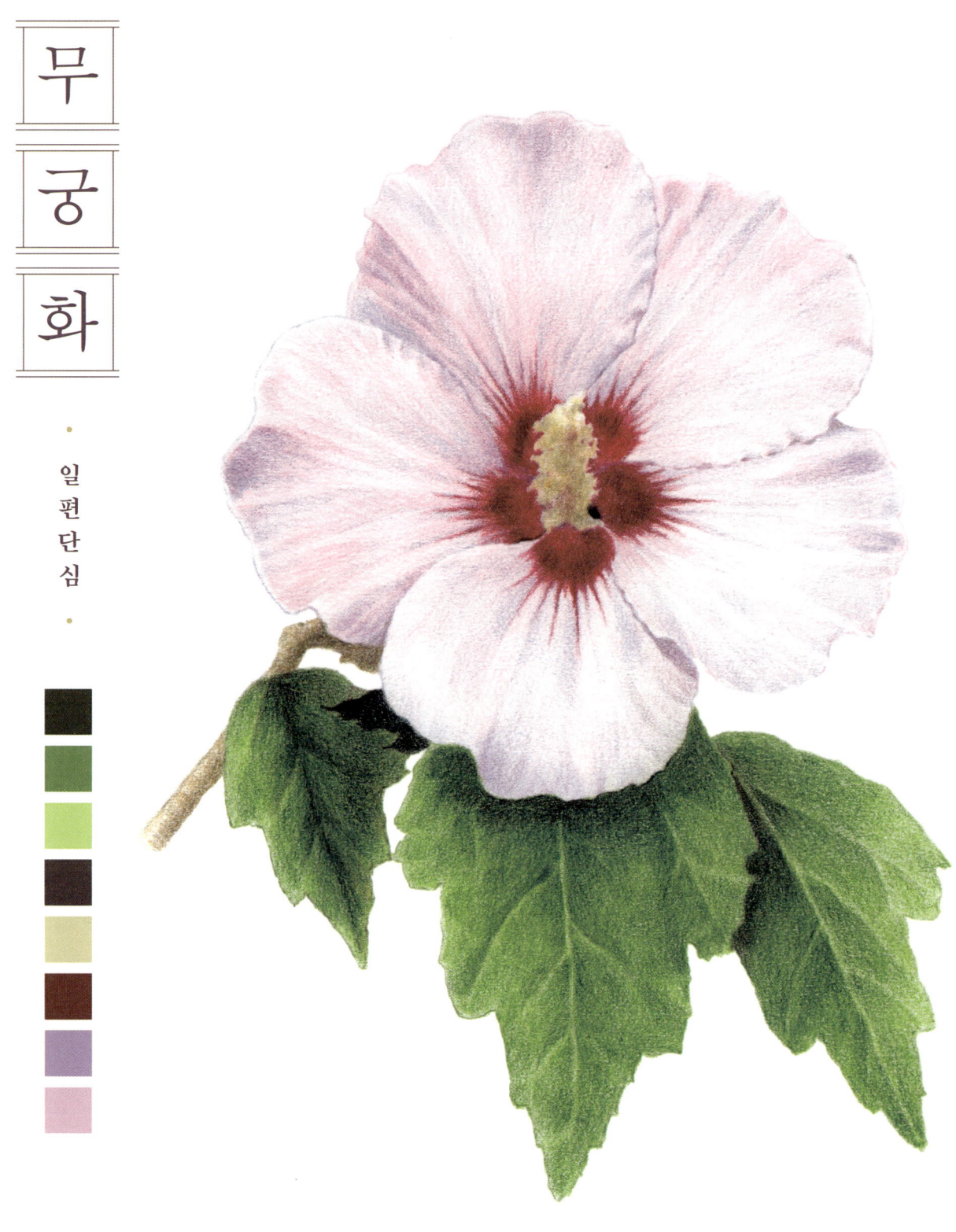

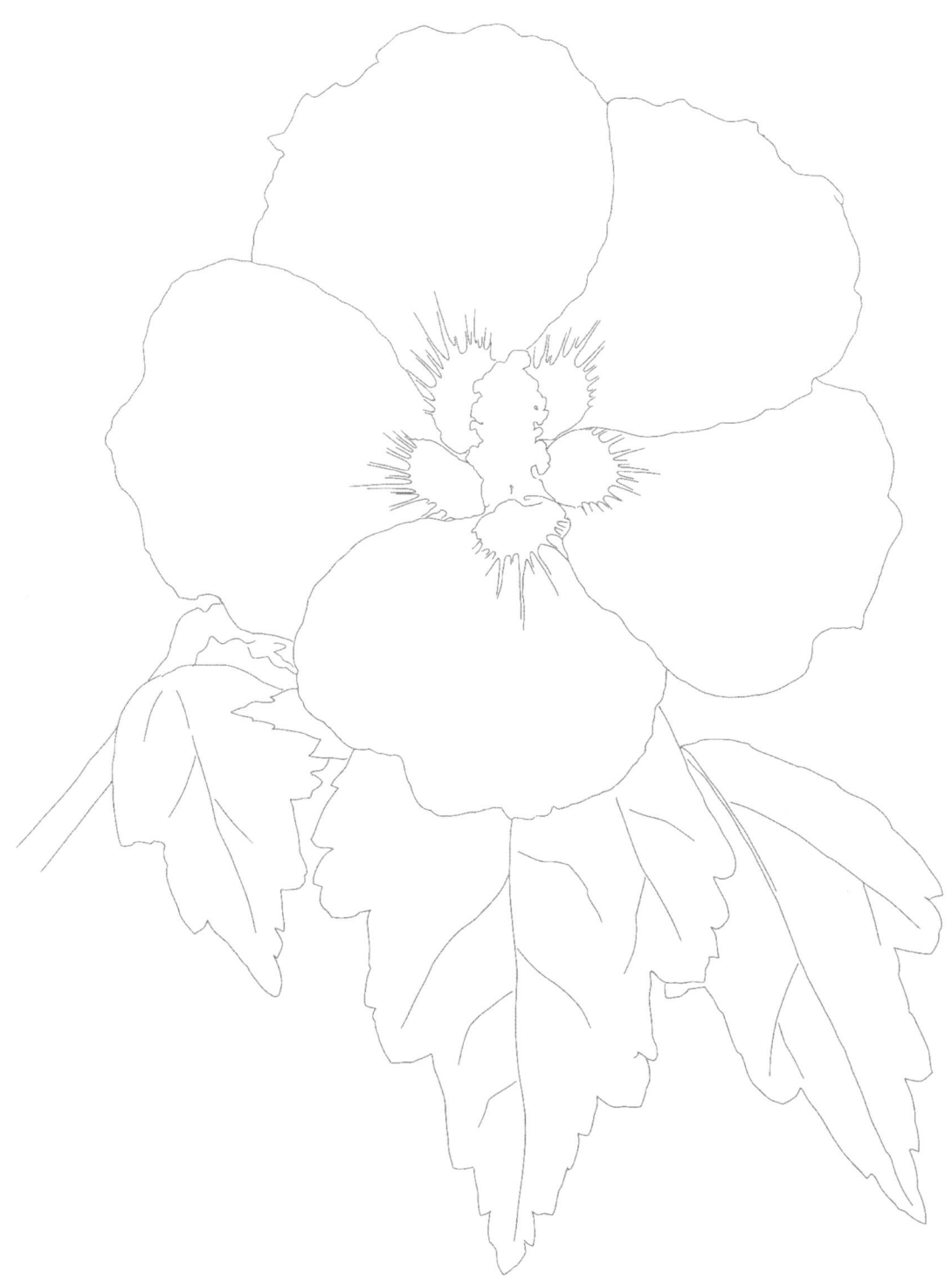

| 제 | 라 | 늄 |

· 그대를 사랑합니다 ·

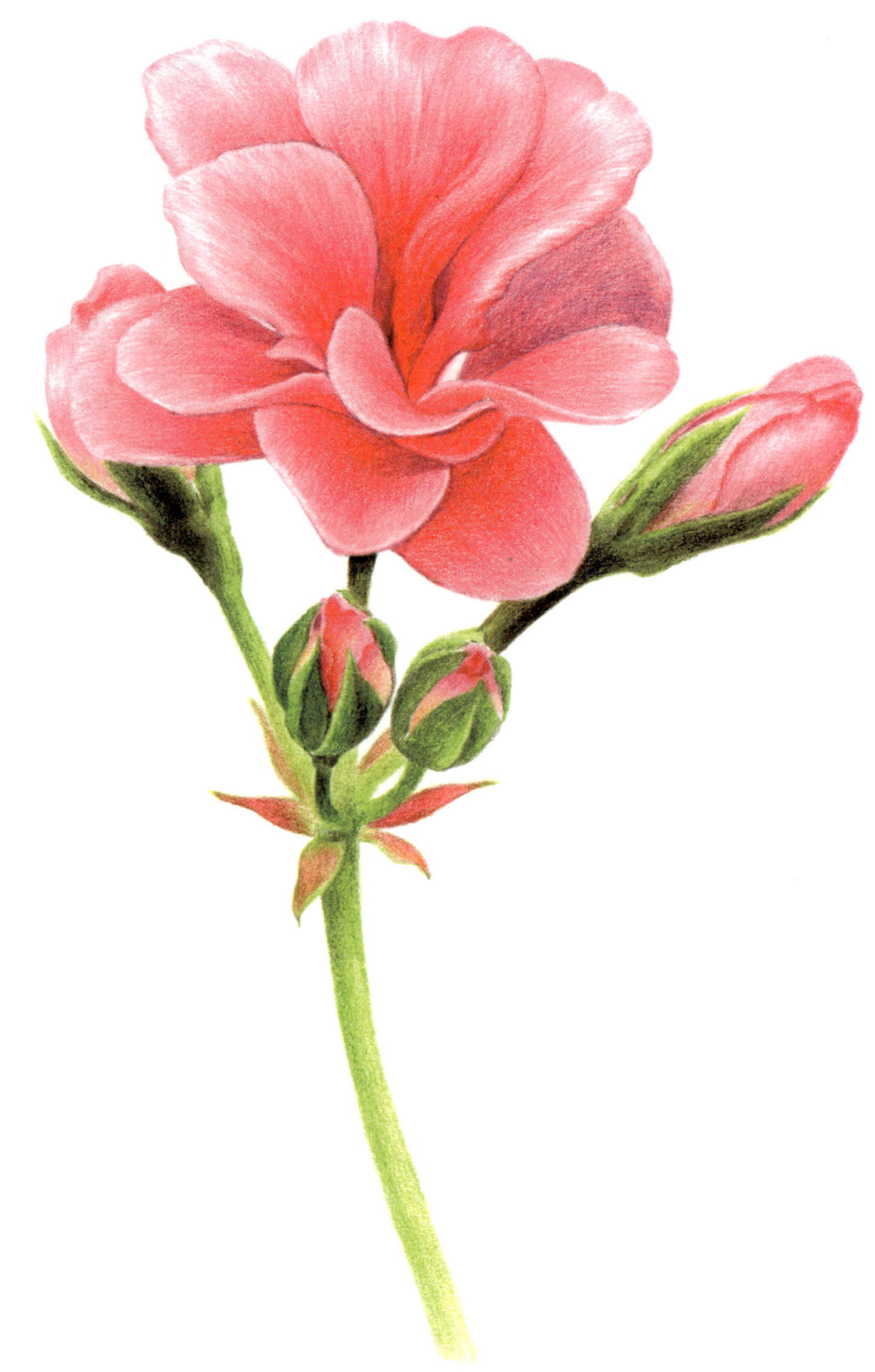

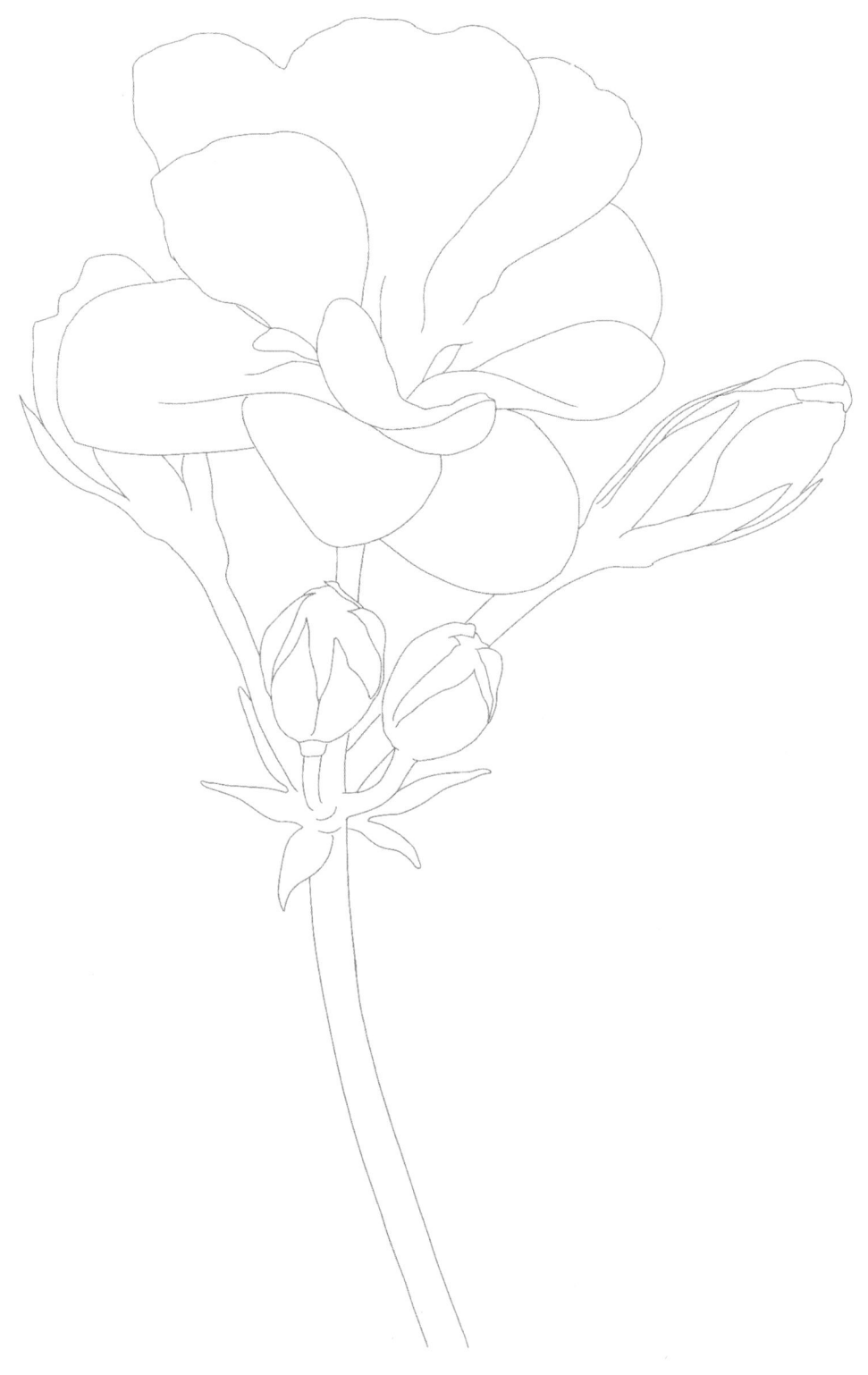

# 도라지꽃

· 영원한 사랑 ·

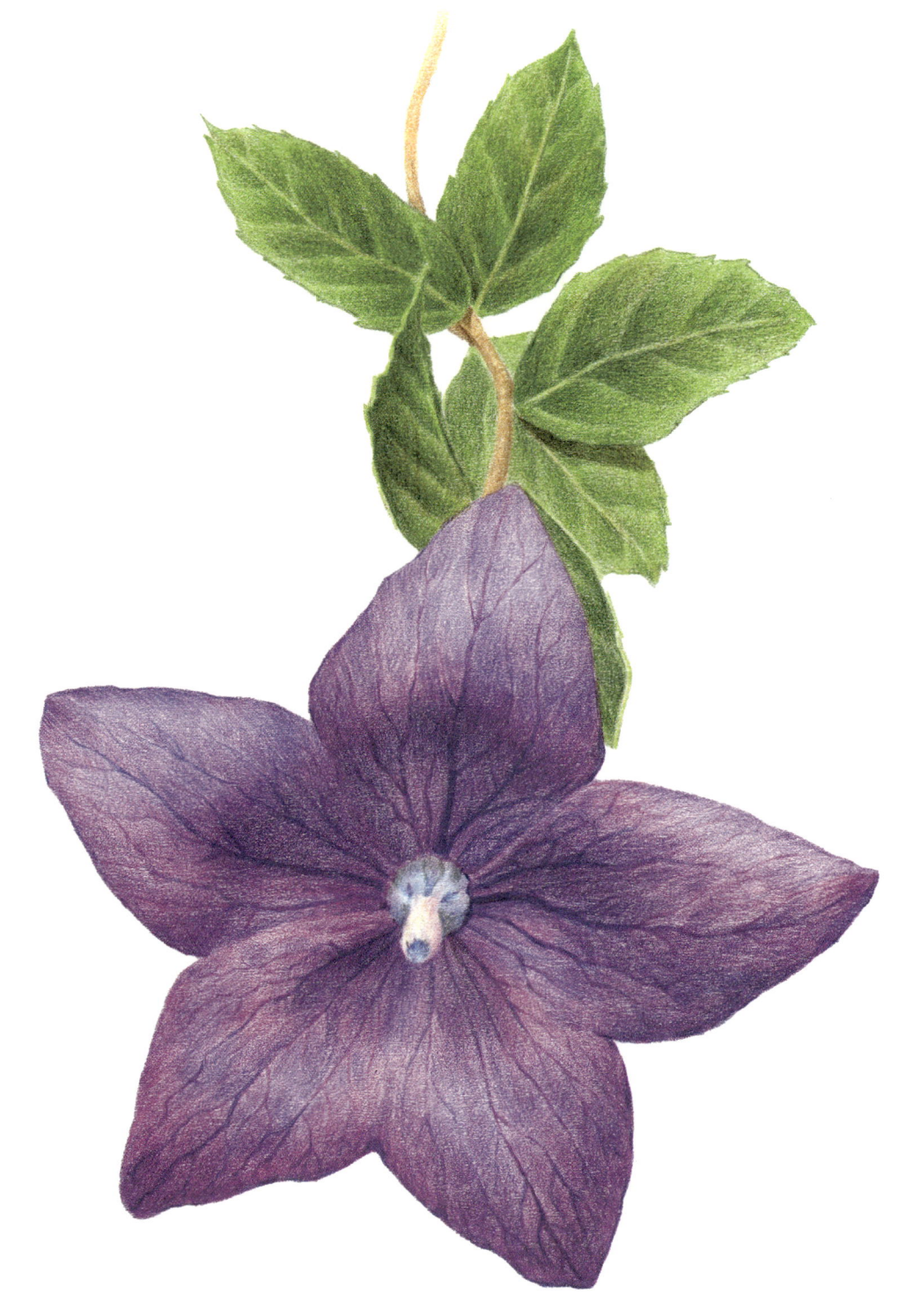

040

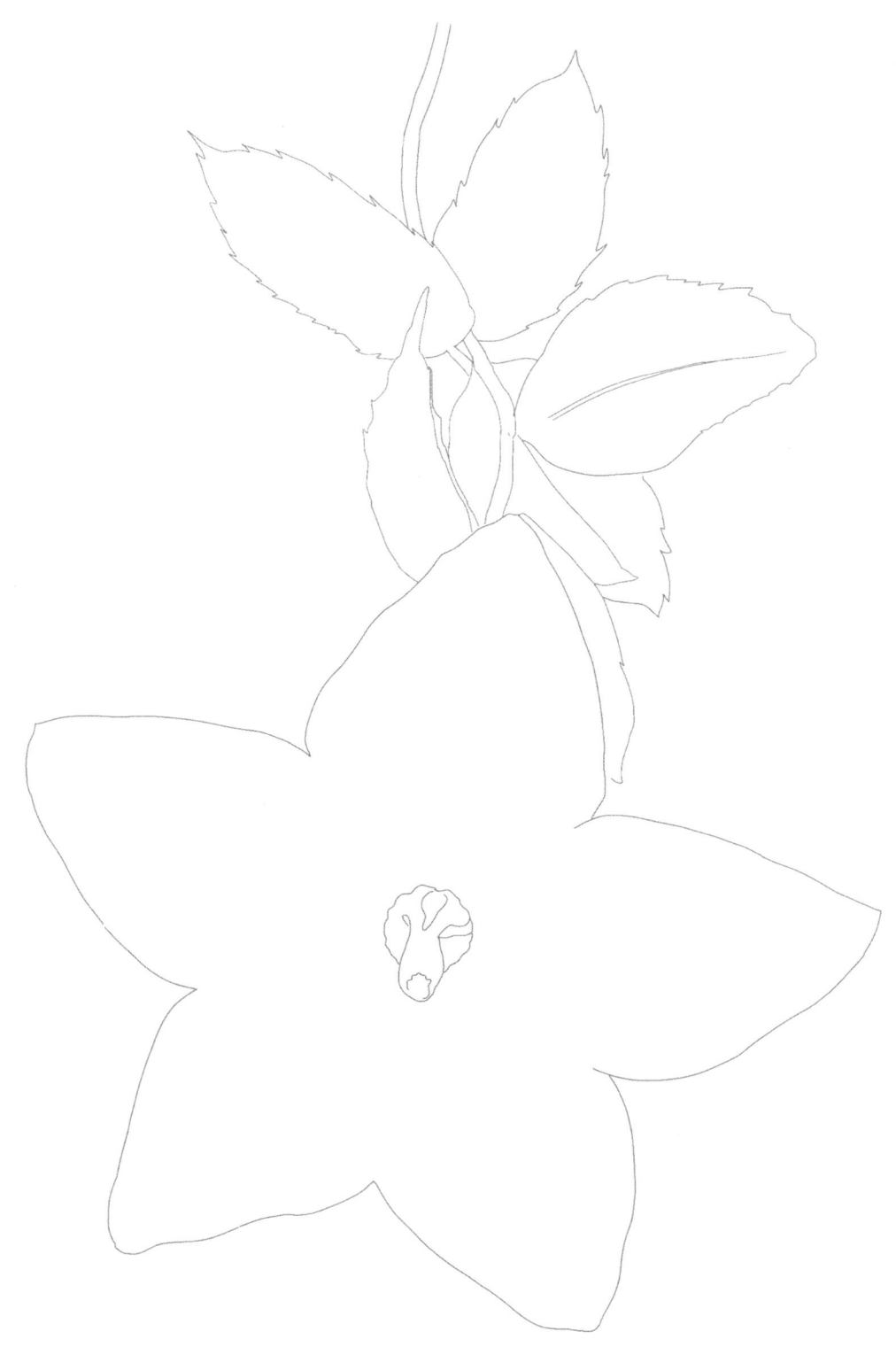

# 동백

당신만을 사랑합니다

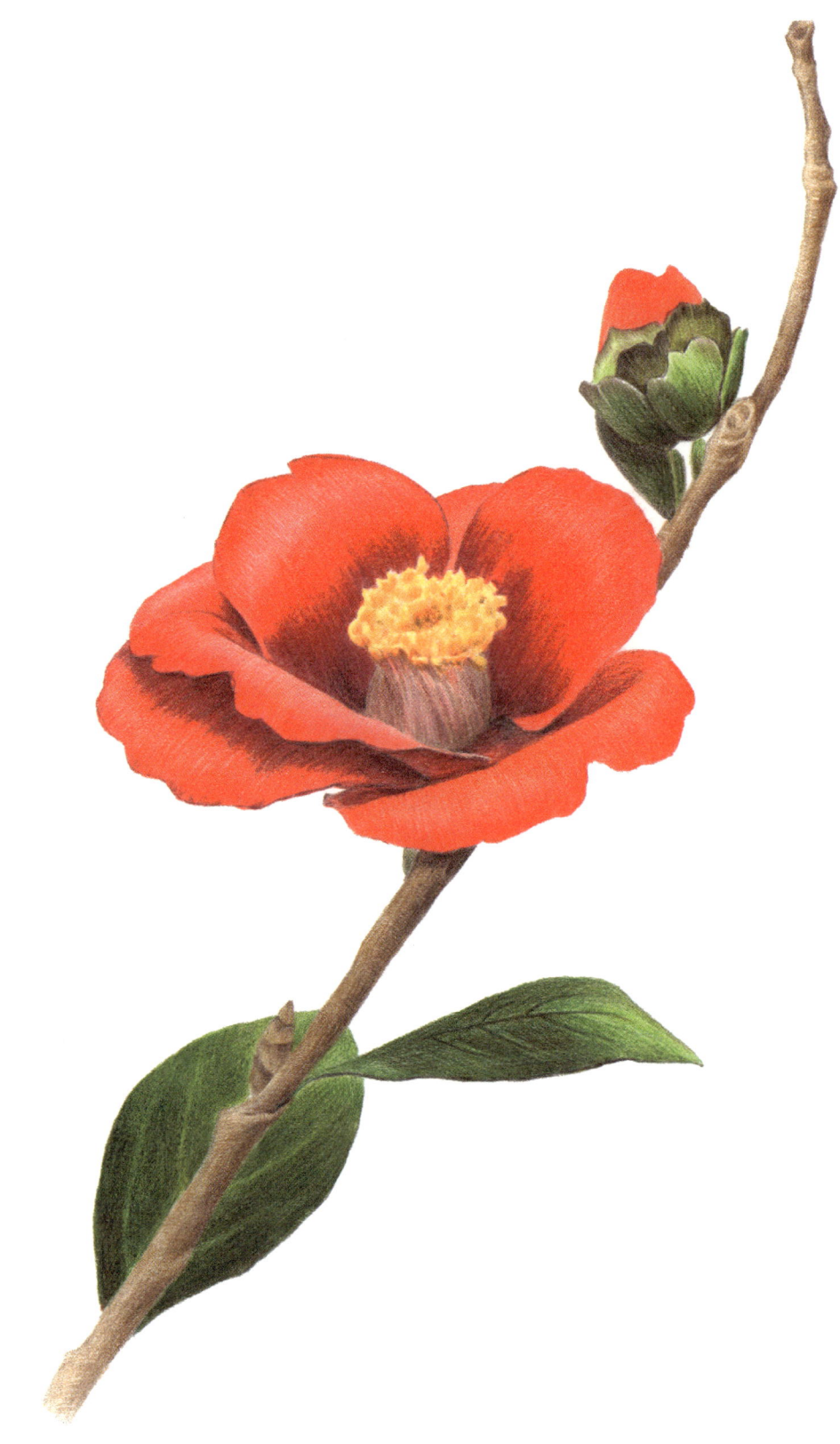

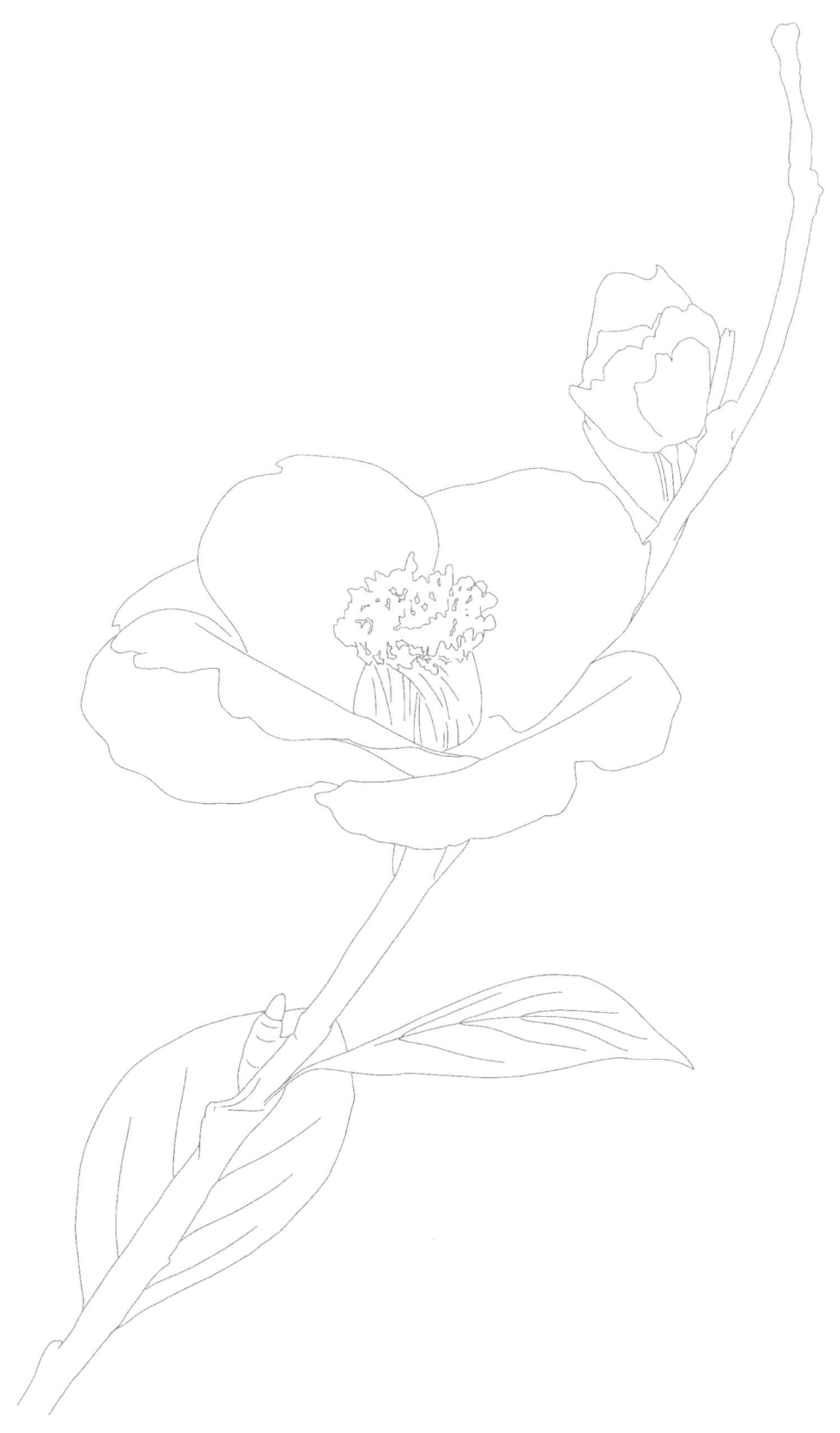

# 연꽃

· 청순한 마음 ·

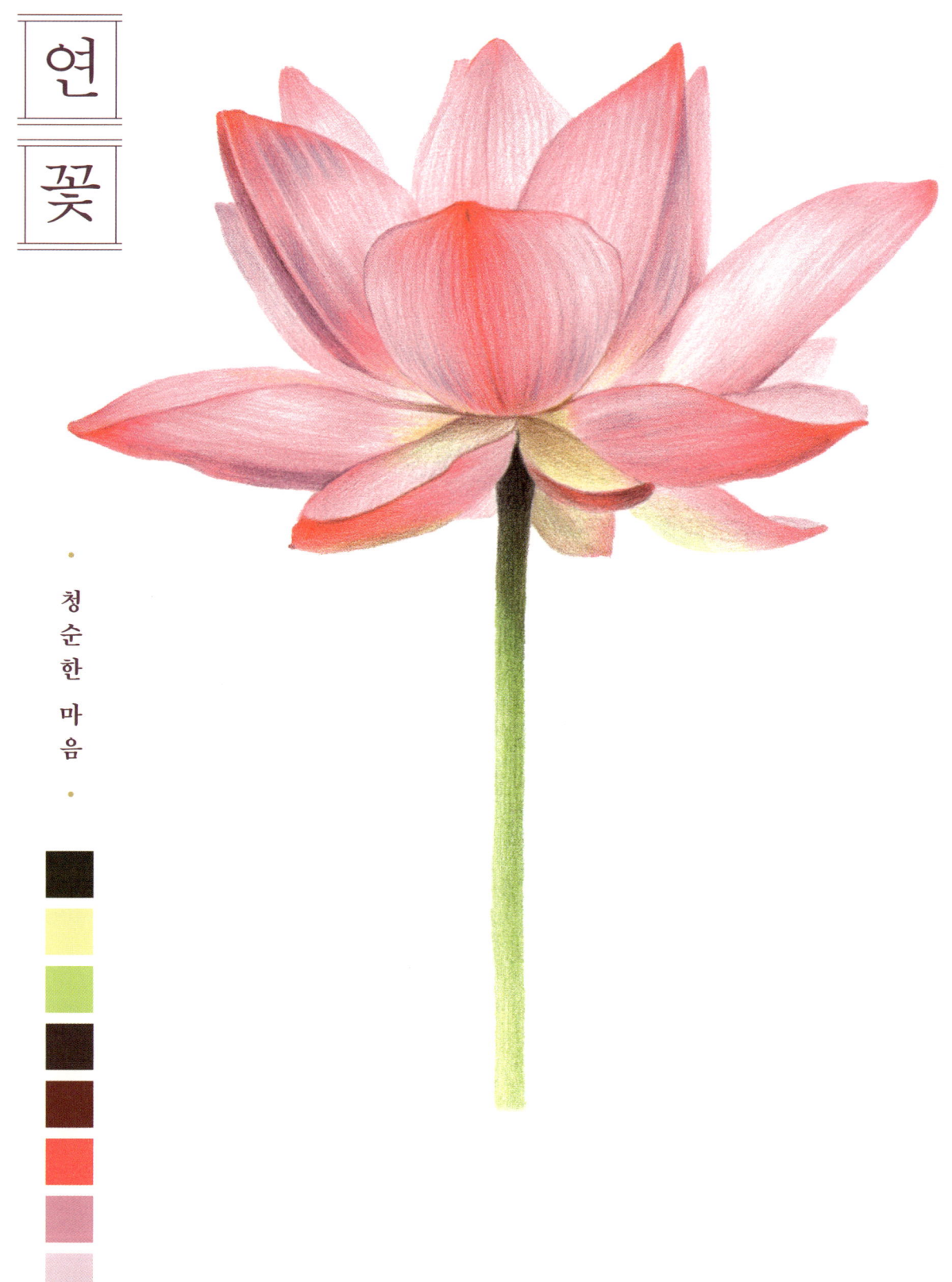

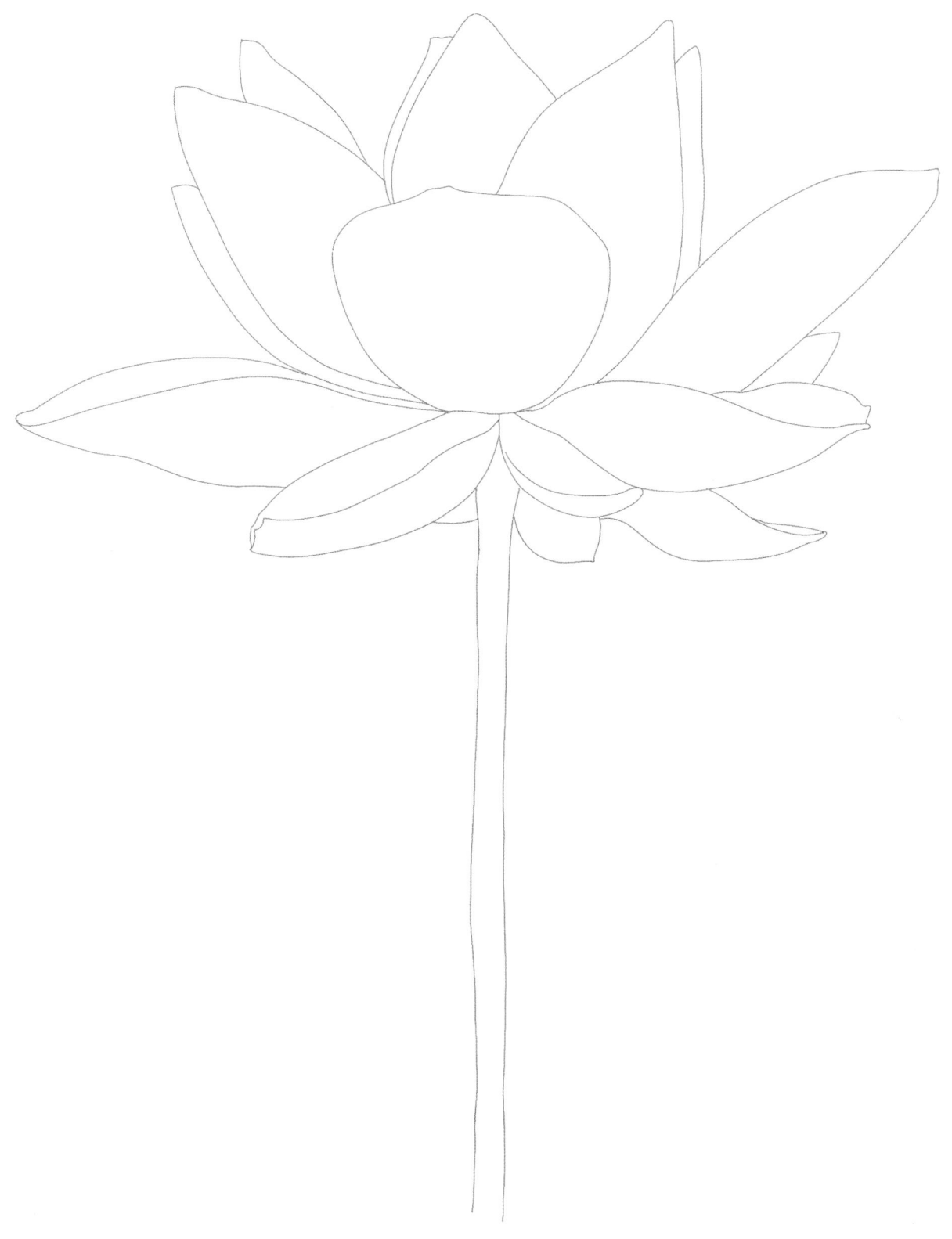

# 나팔꽃

허무한 사랑

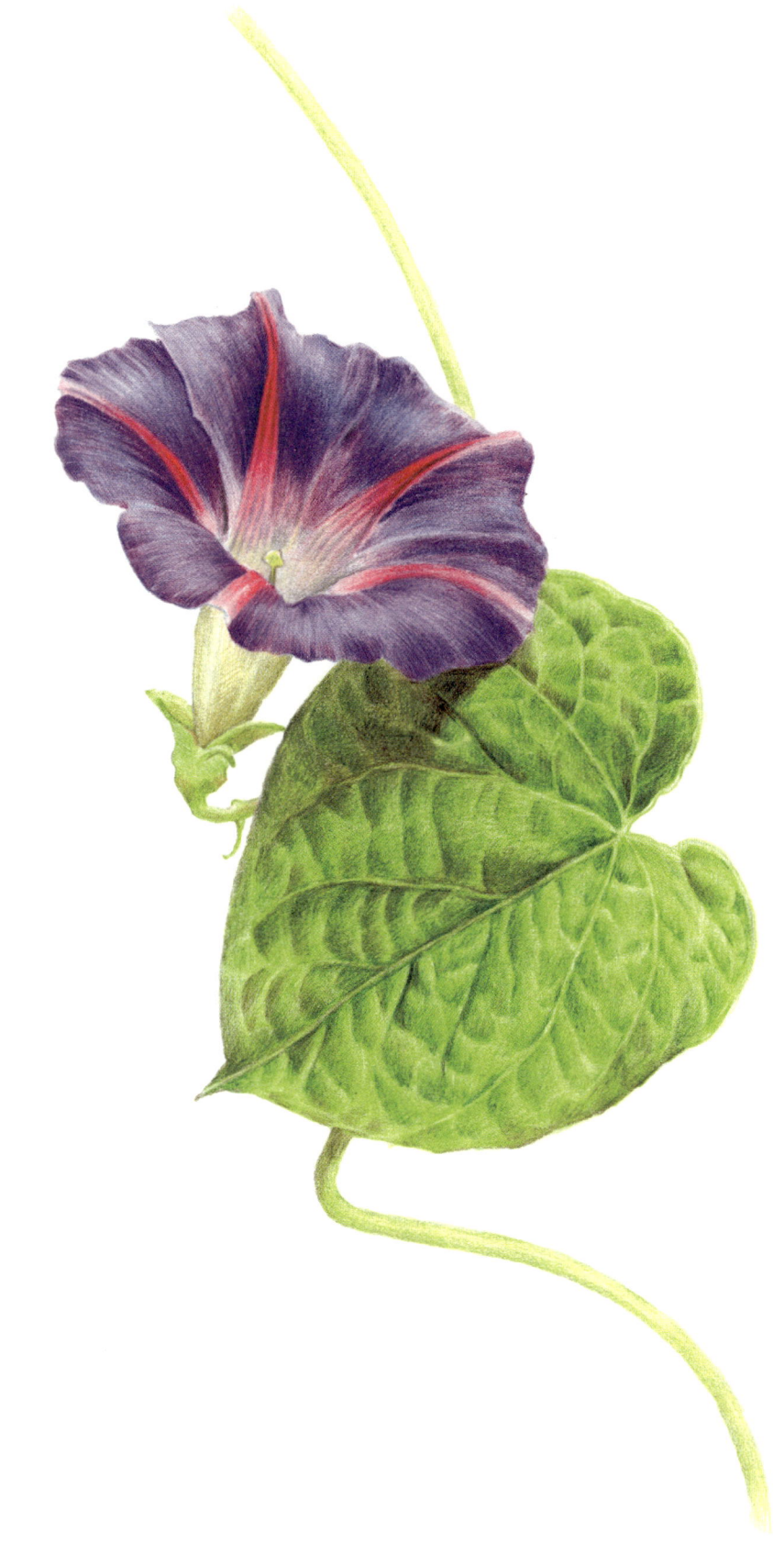

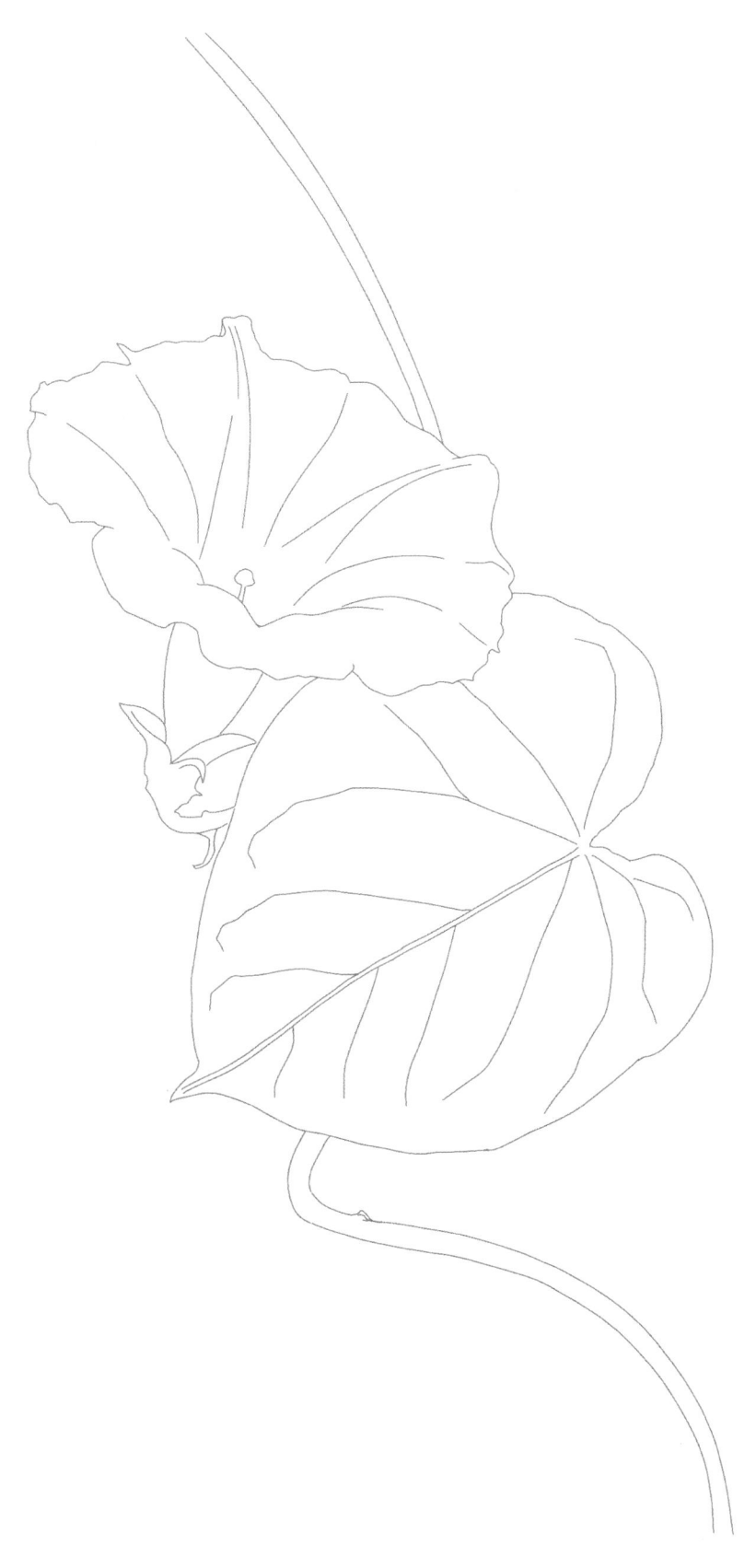

# 과꽃

민음직한 사랑

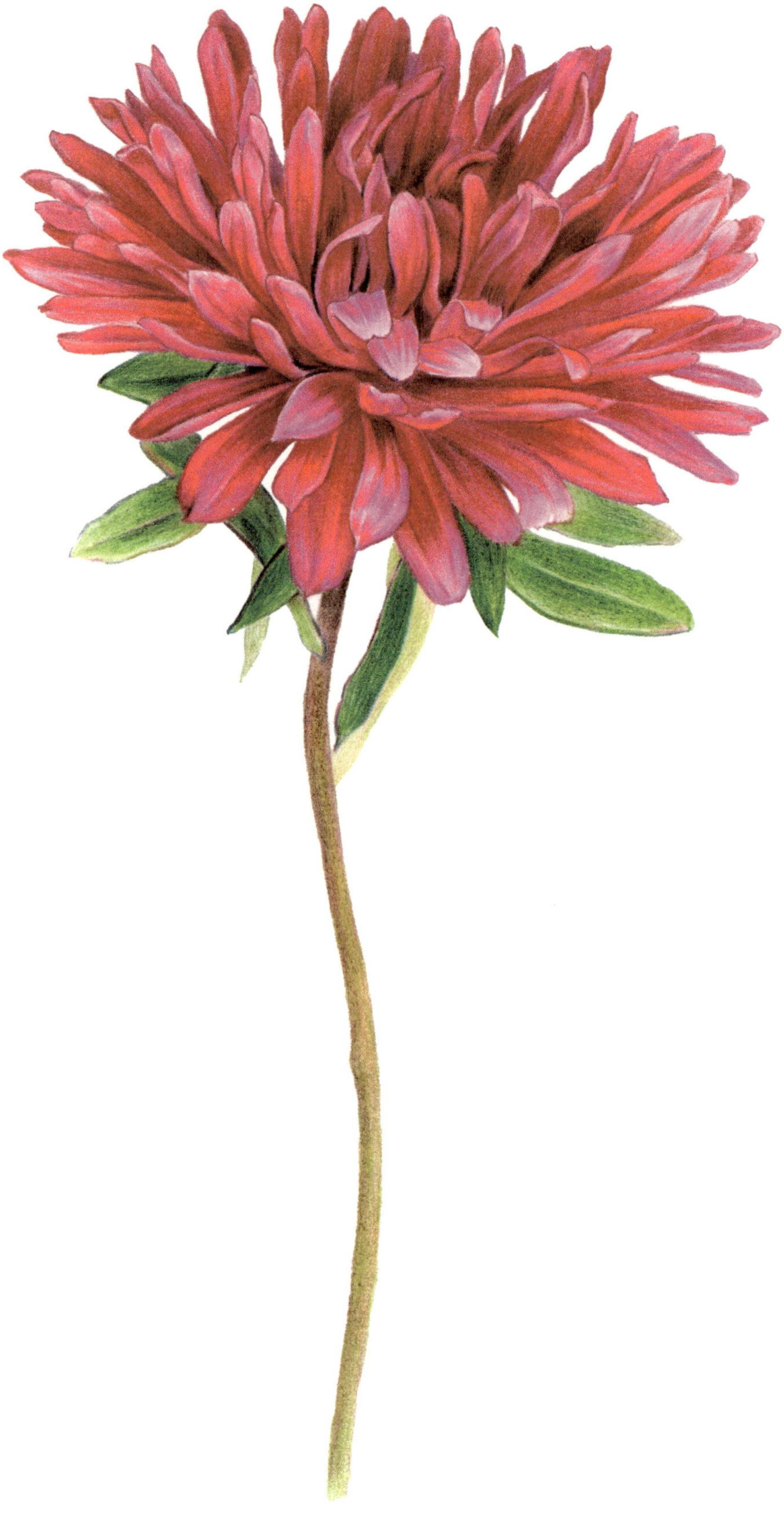

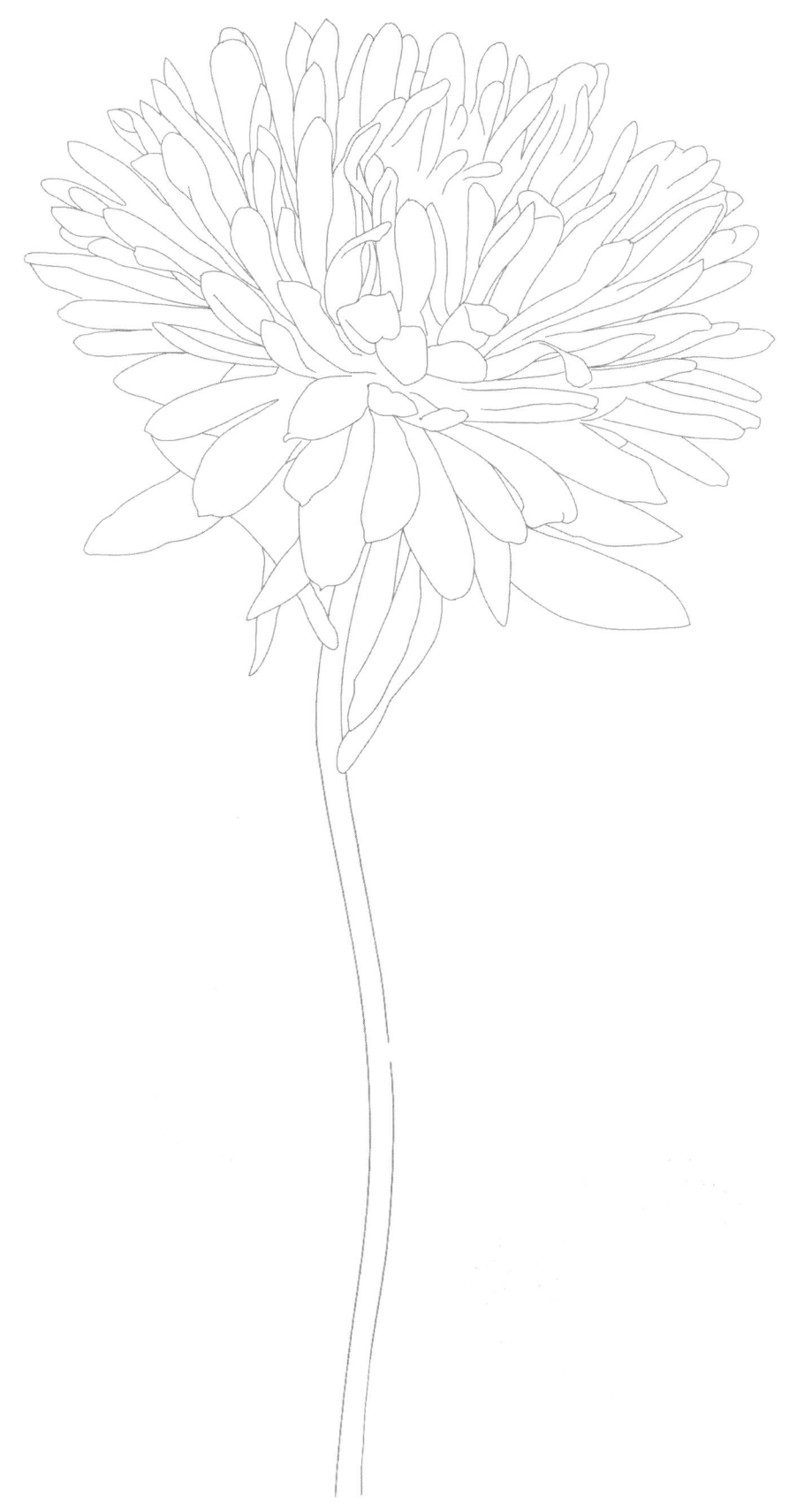

# 나 비 수 국

• 애정, 매혹 •

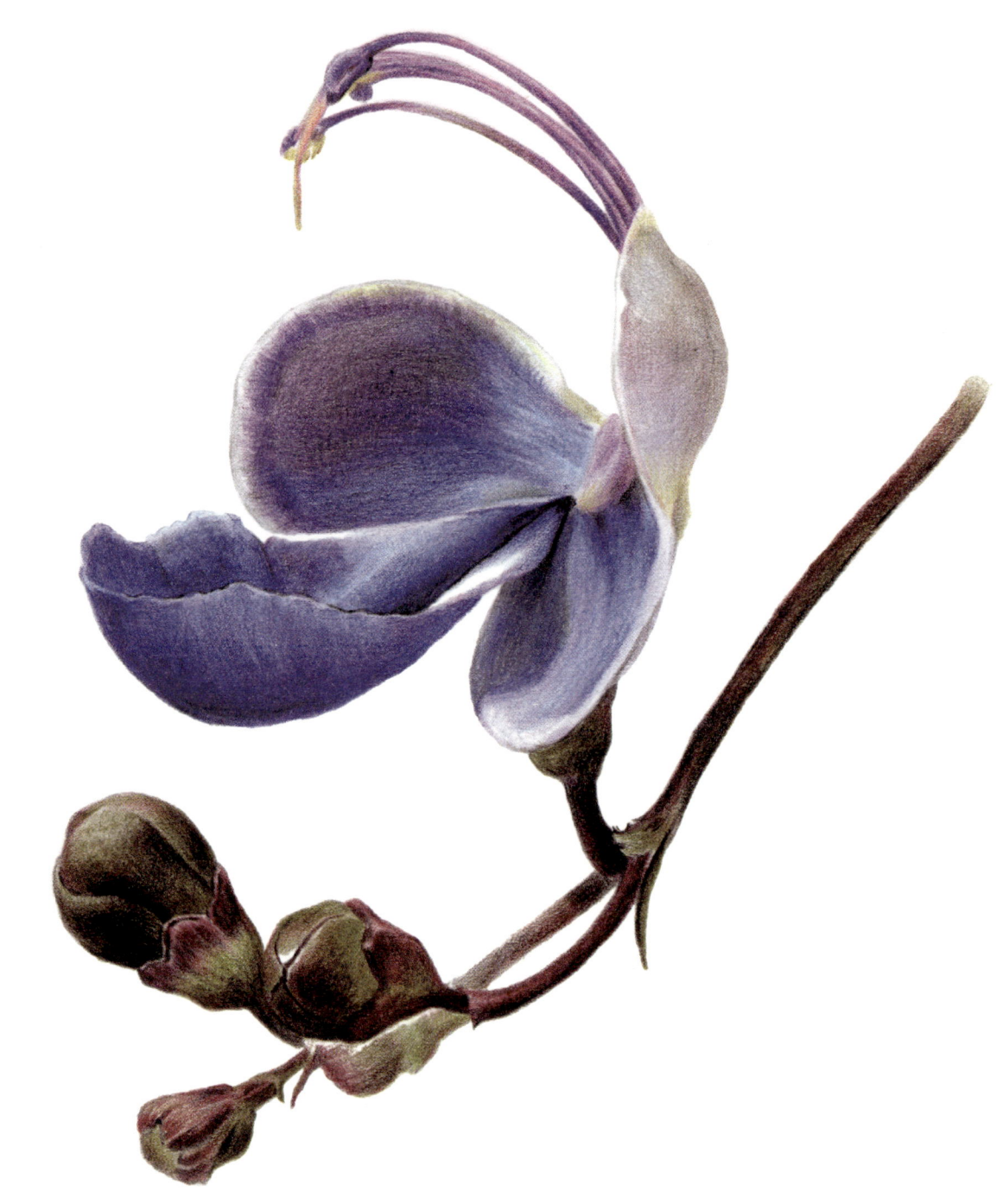

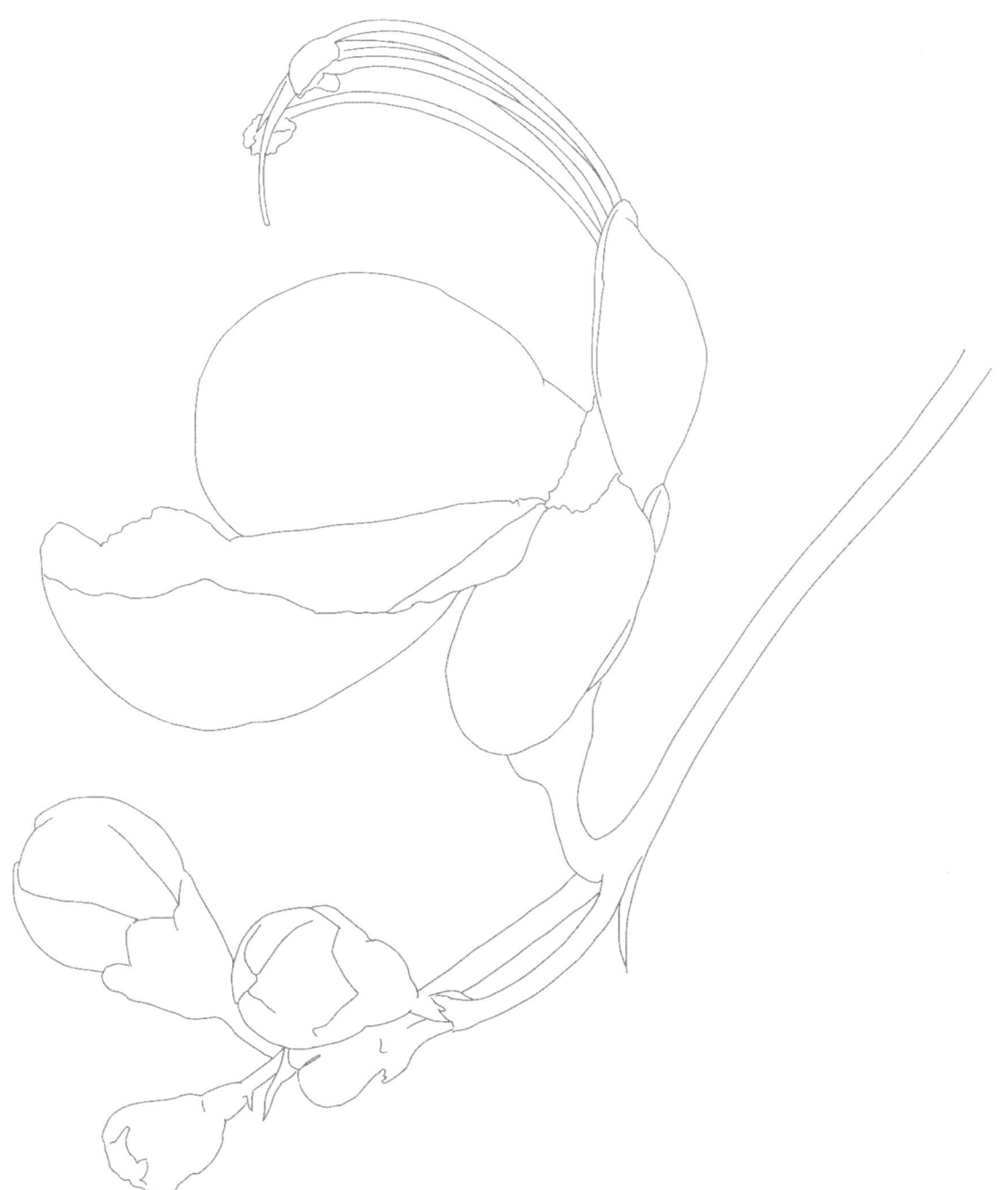

# 금낭화

당신을 따르겠습니다

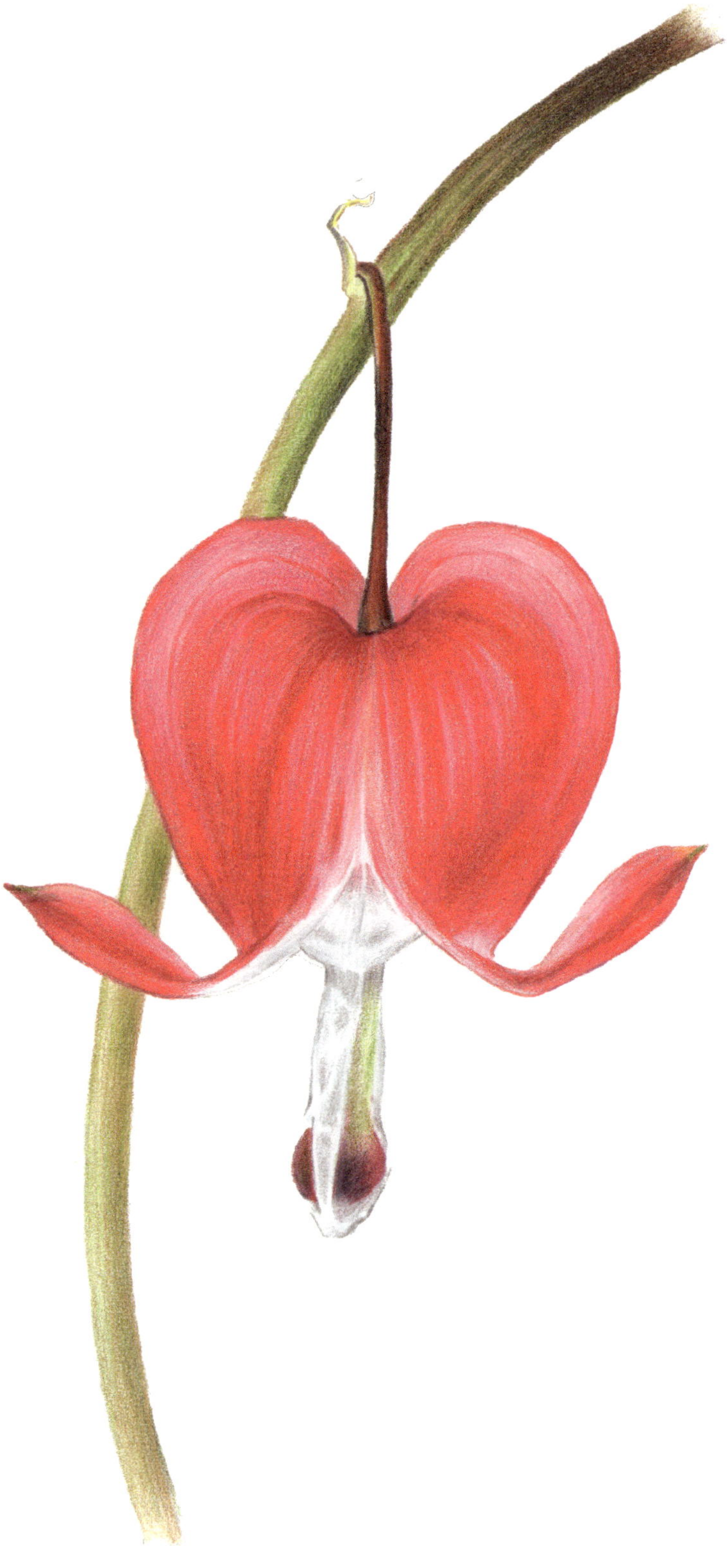

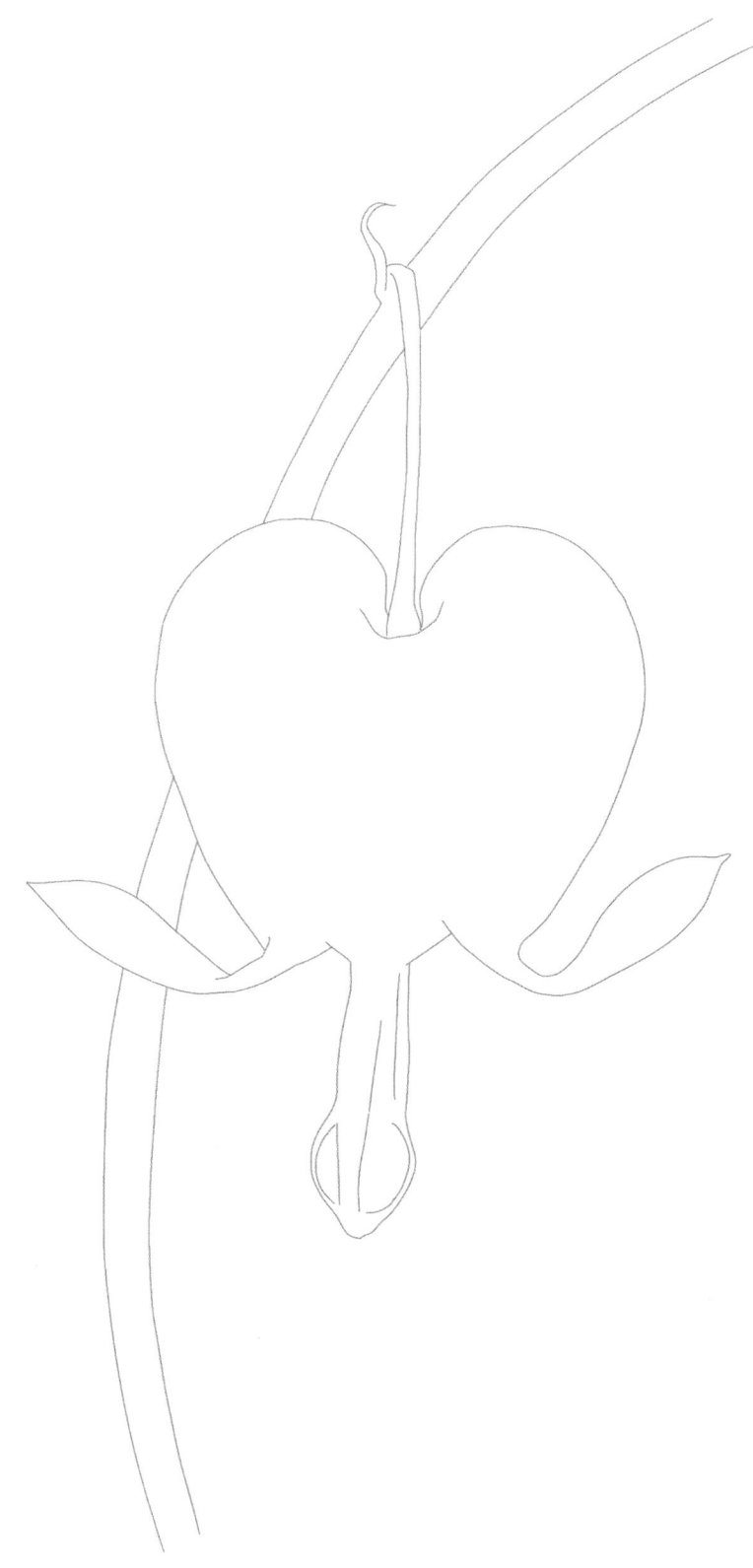

# 매발톱

· 승리의 맹세 ·

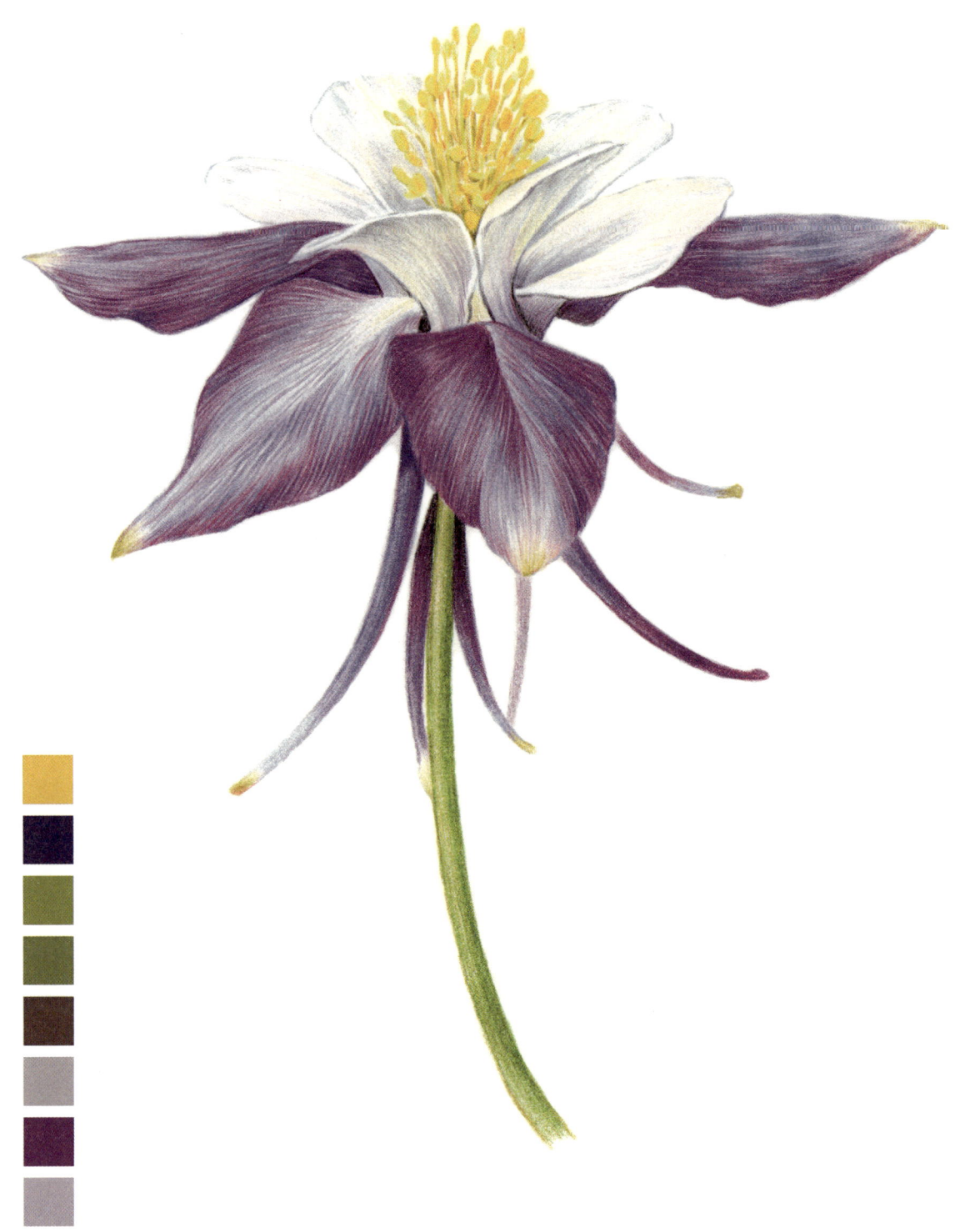

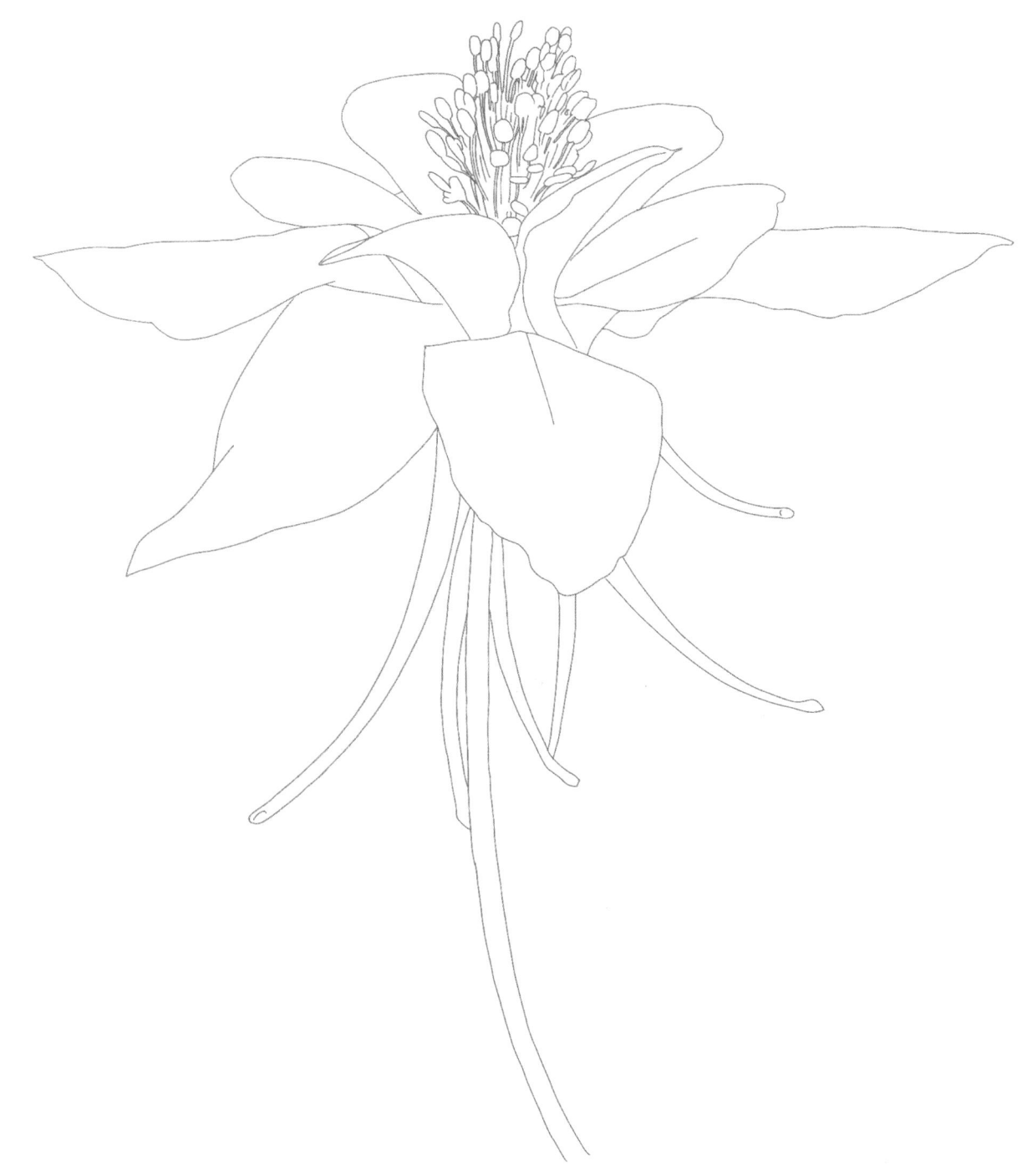

# 개 장 미

• 원망, 온화 •

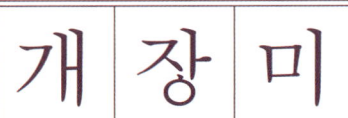

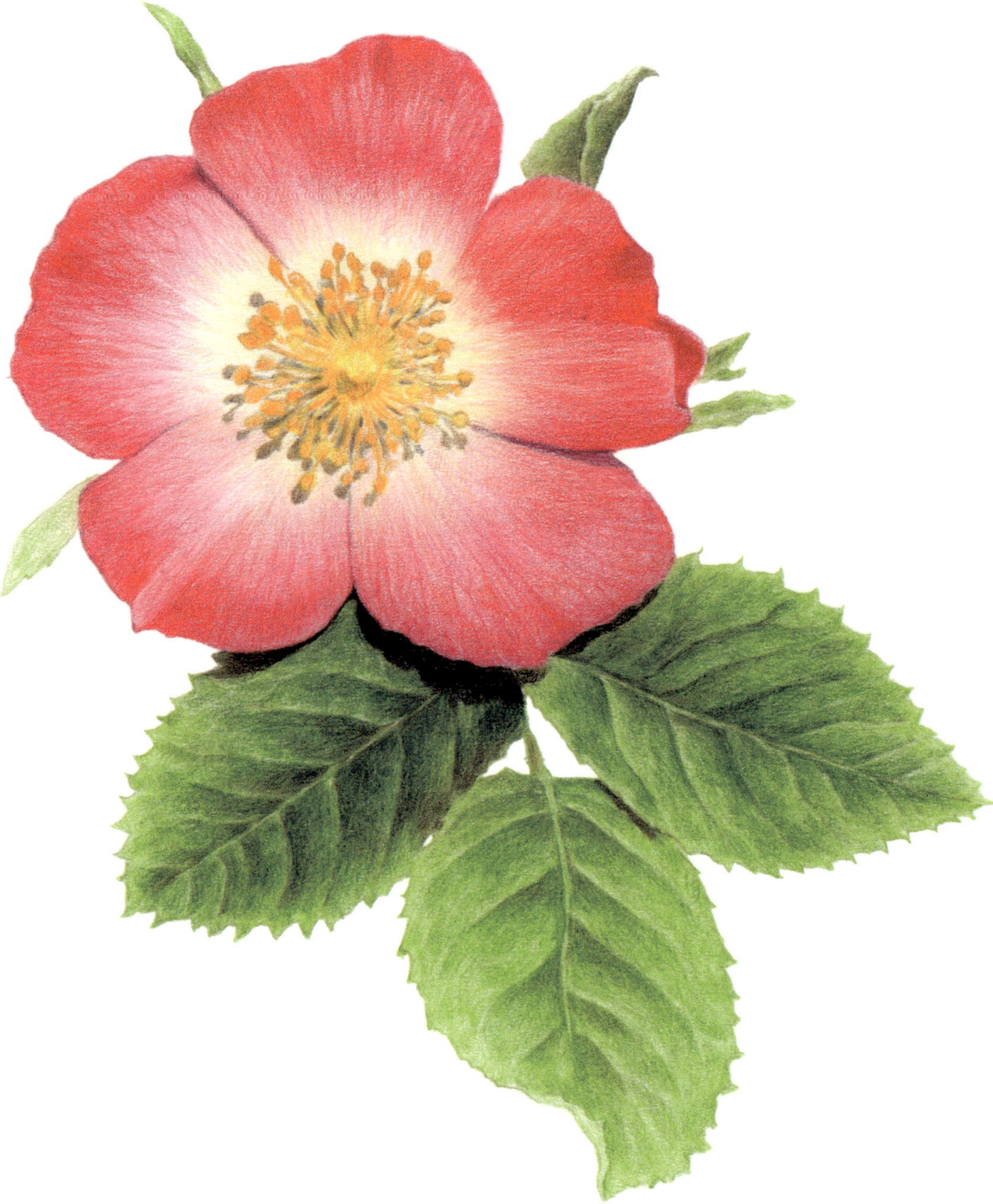

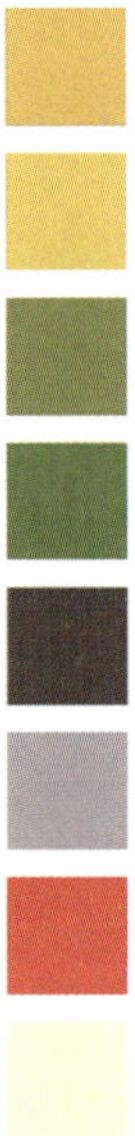

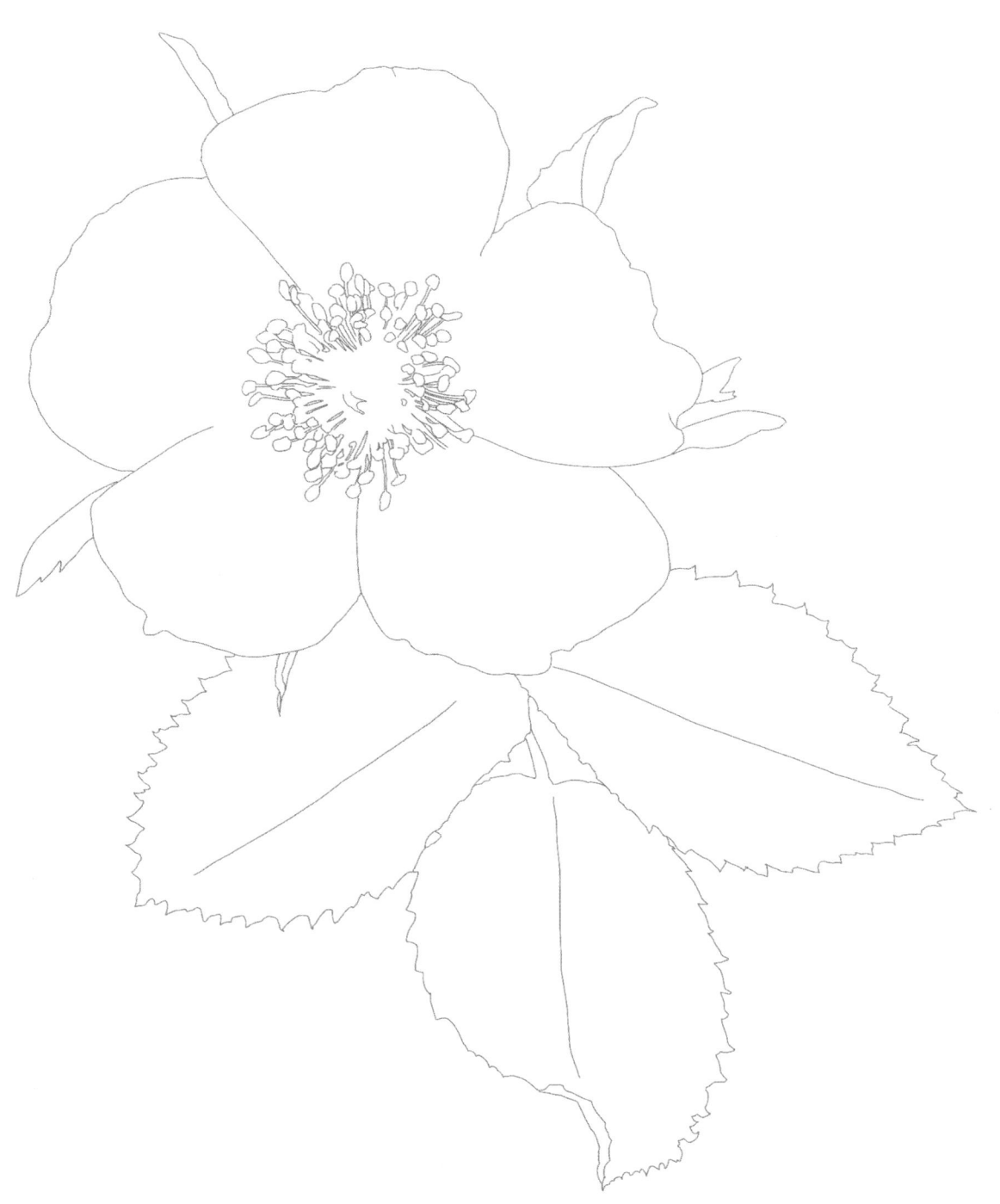

# 솔나리

· 깨끗한 마음 ·

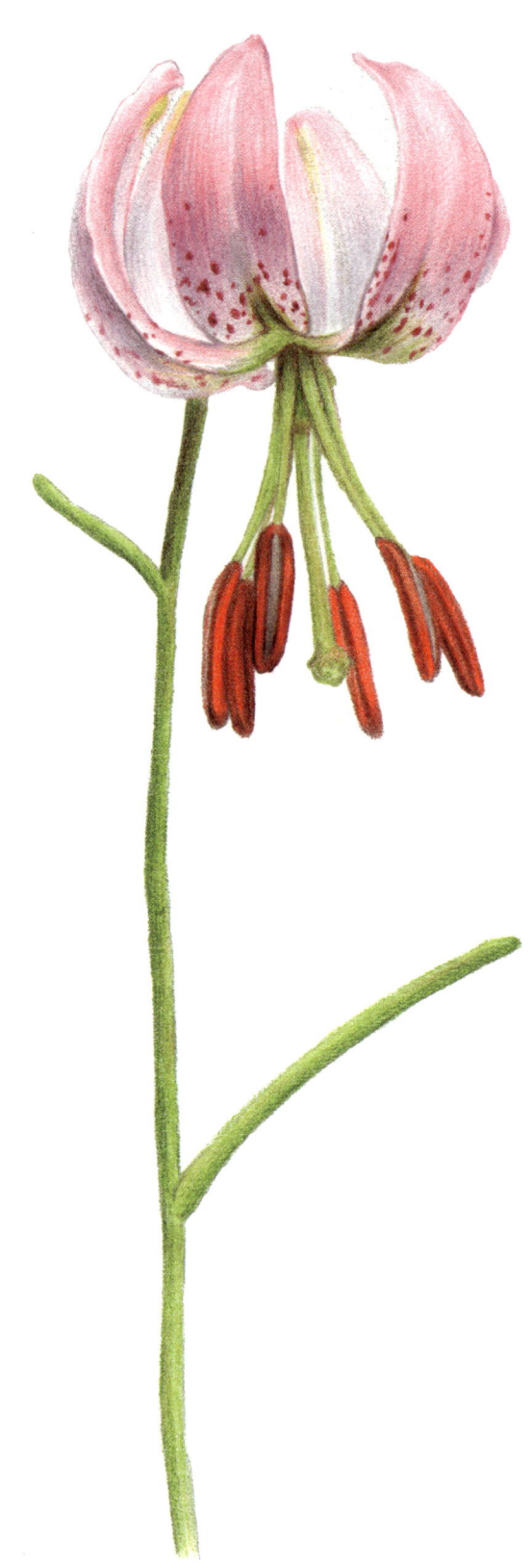

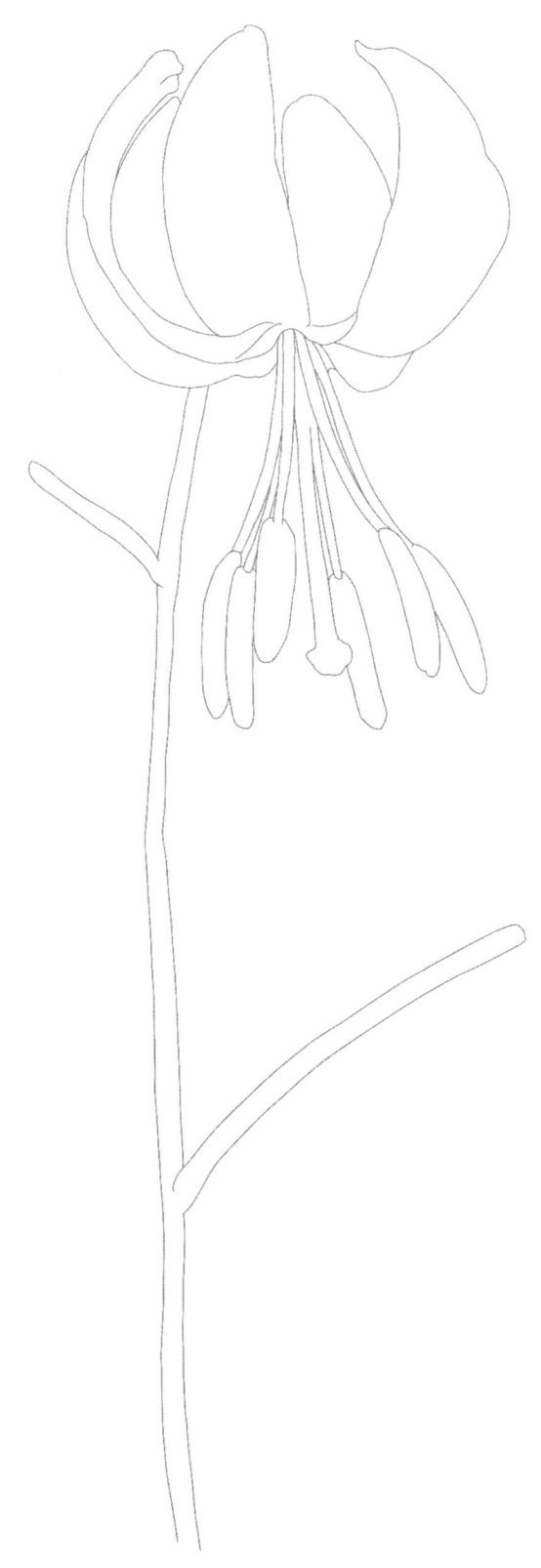

# 패랭이꽃

• 순결한 사랑 •

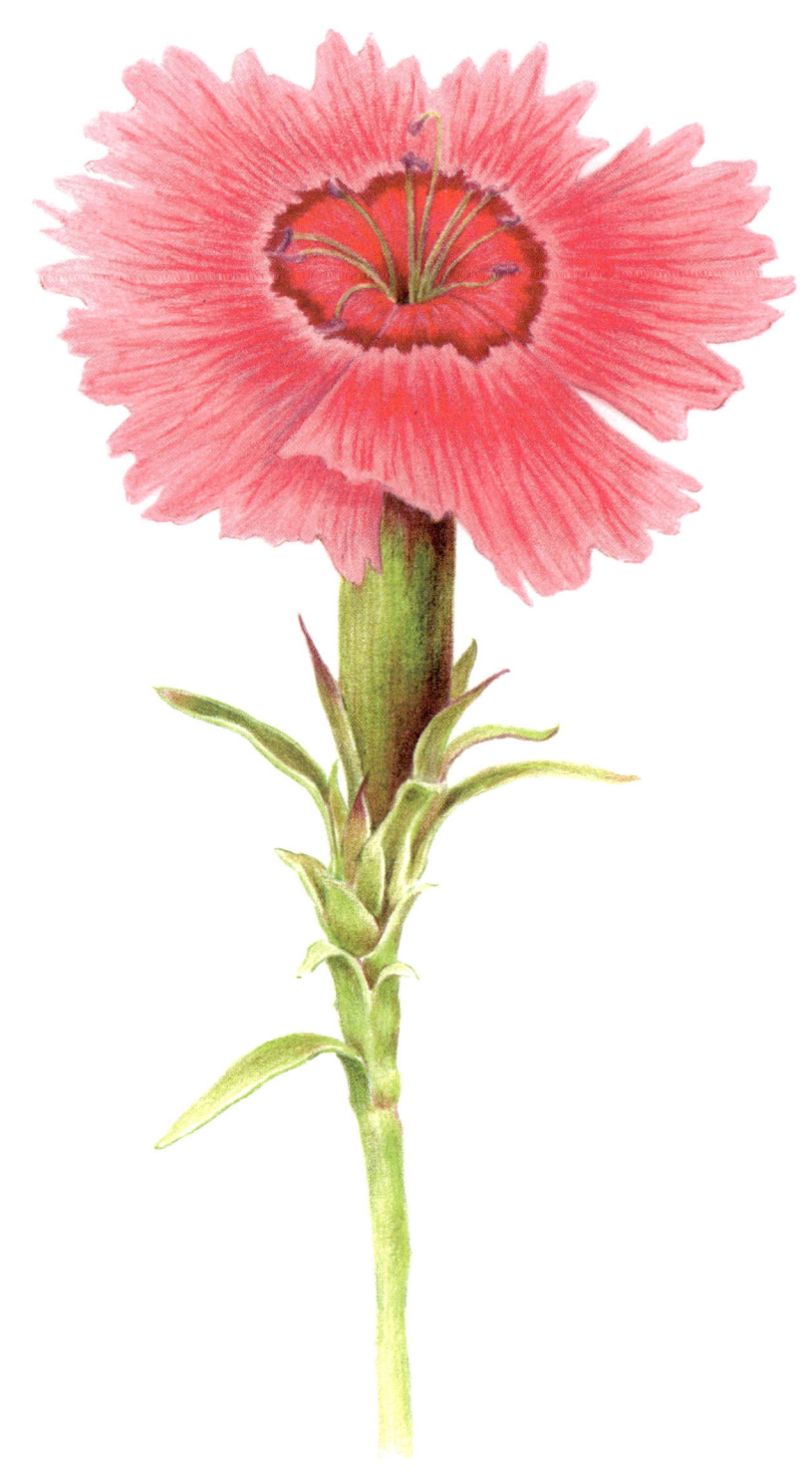

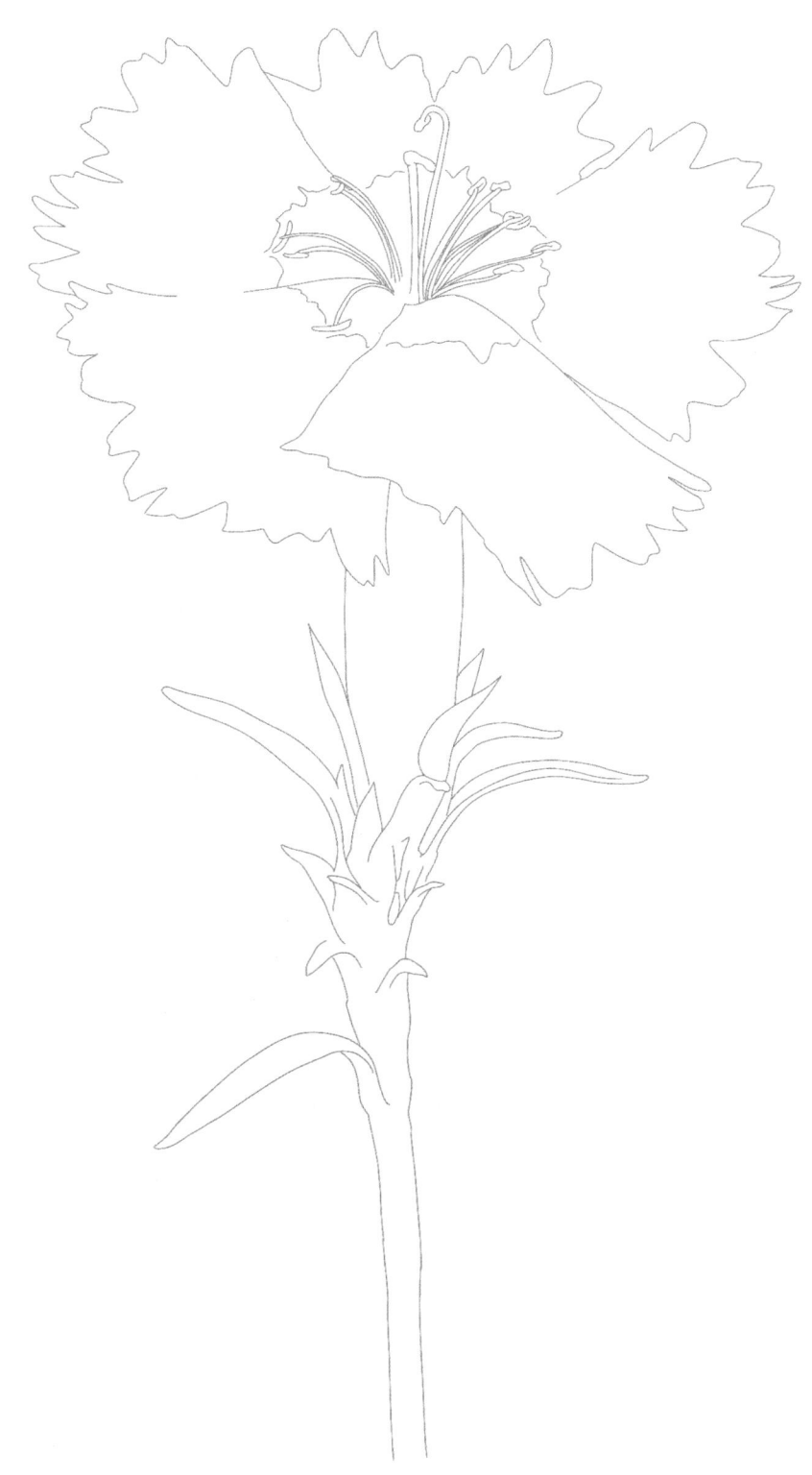

# 제비꽃

· 사랑 ·

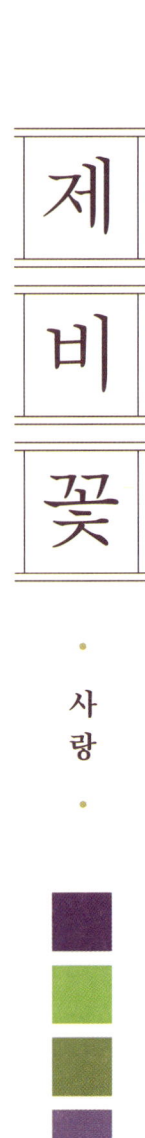

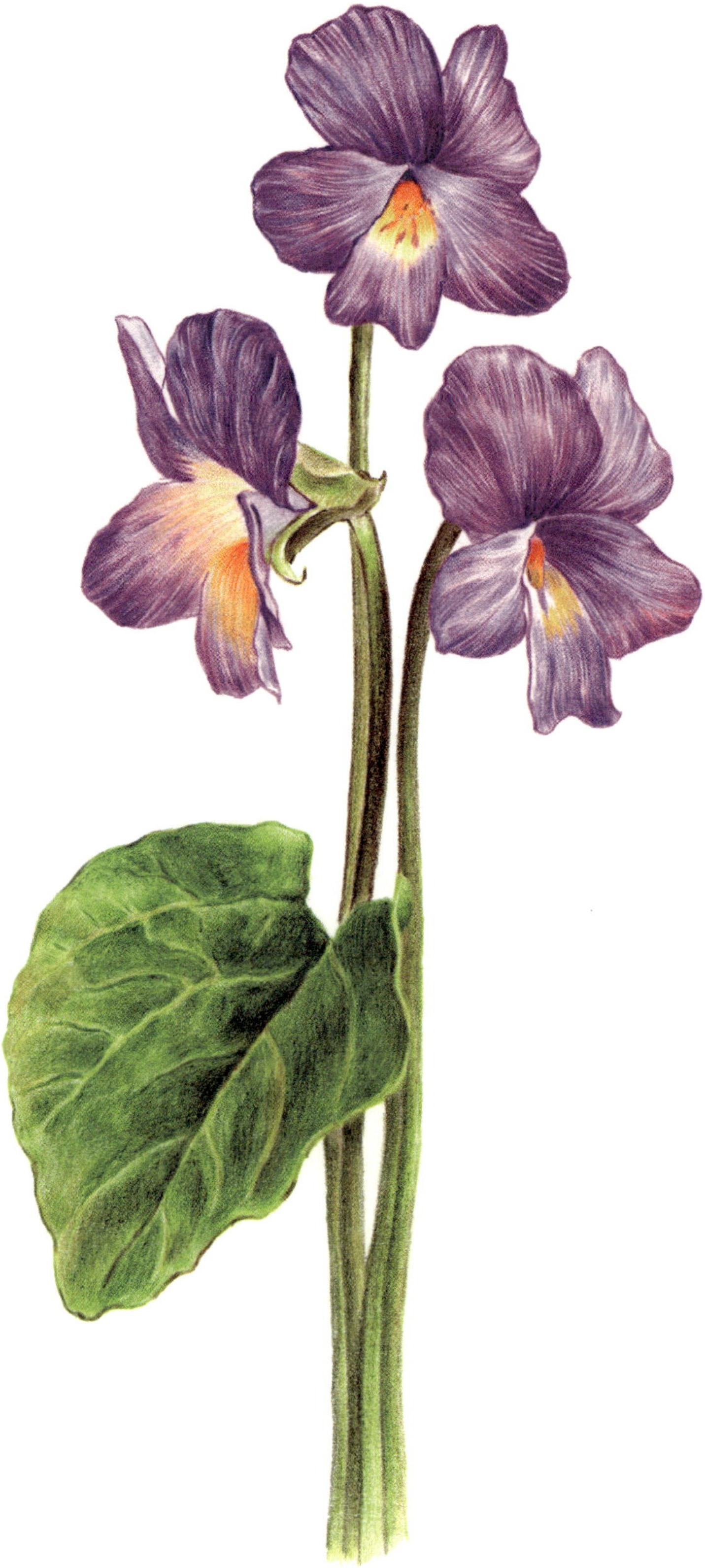

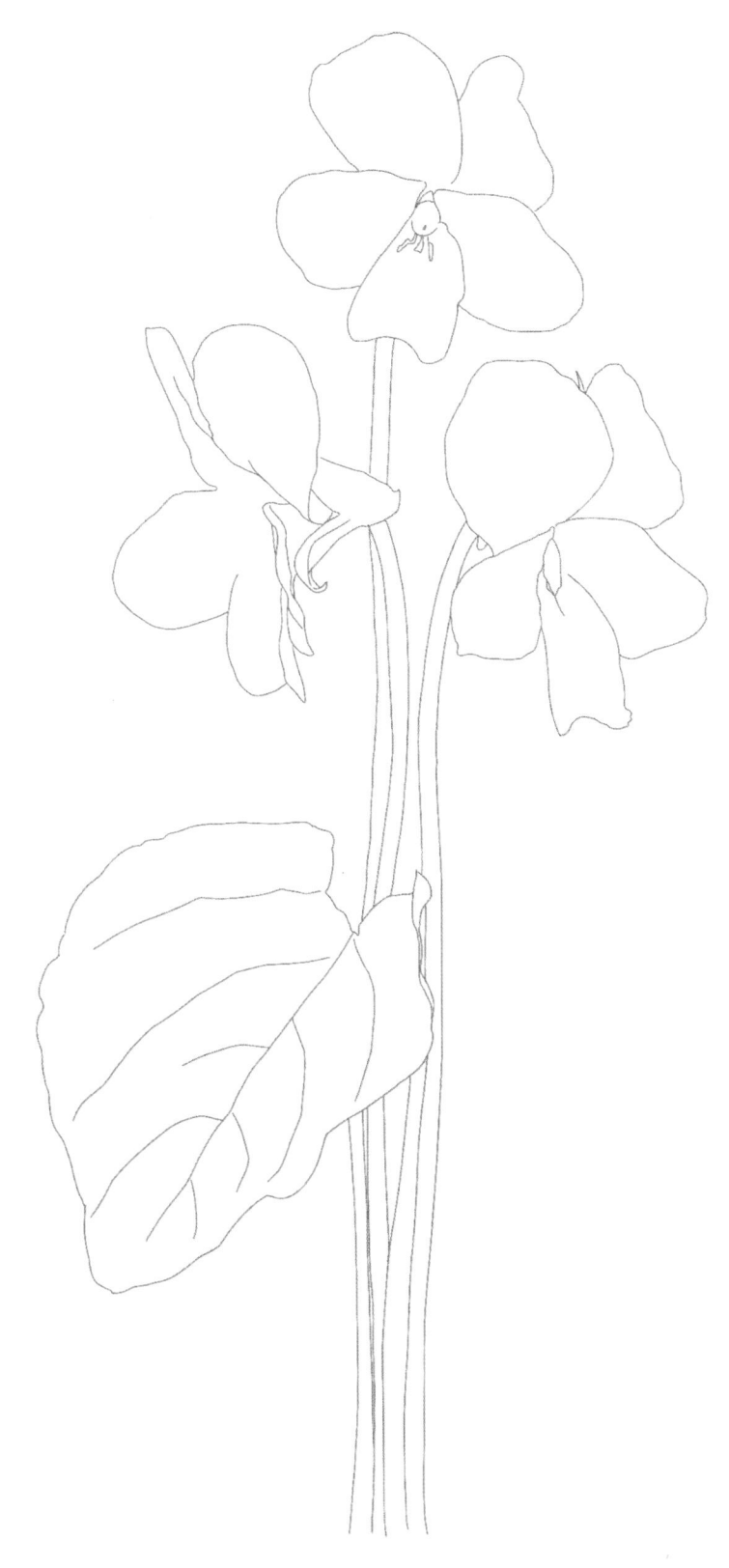

# 장미

· 열렬한 사랑 ·

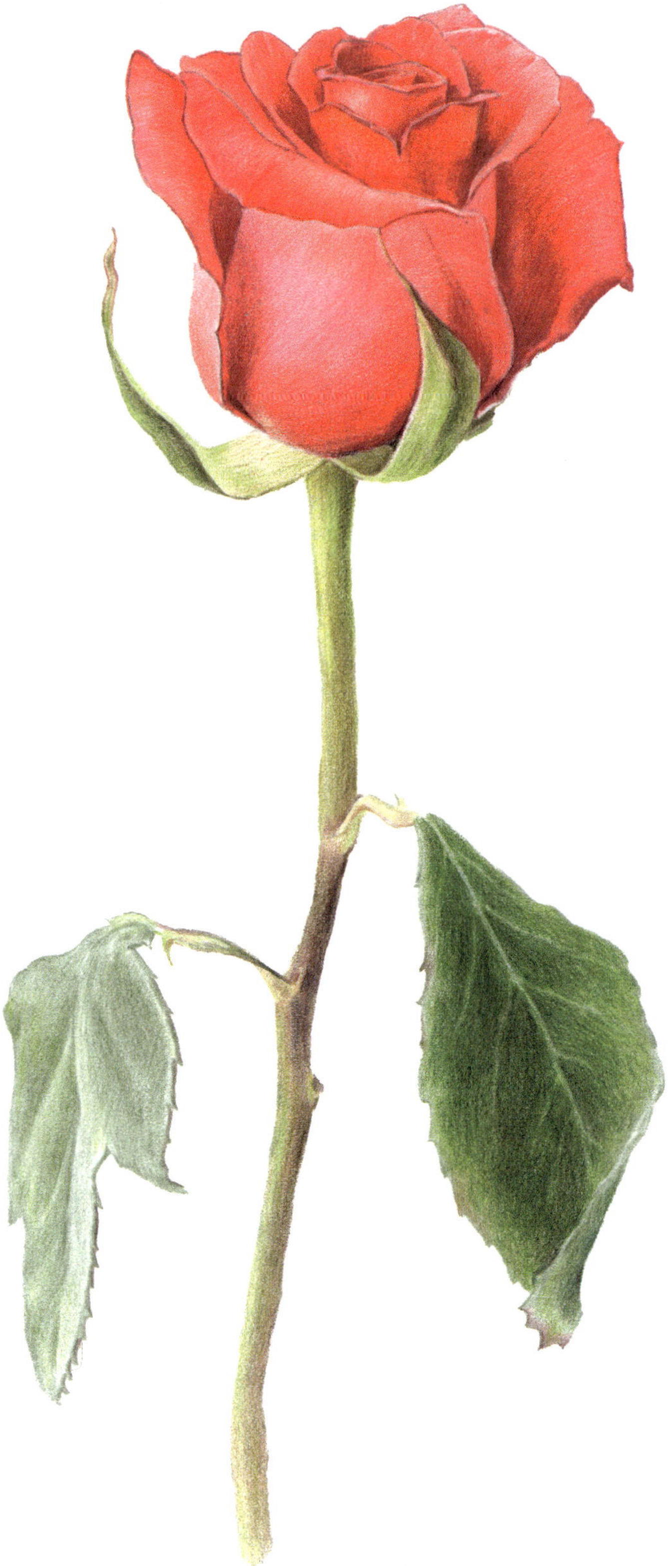

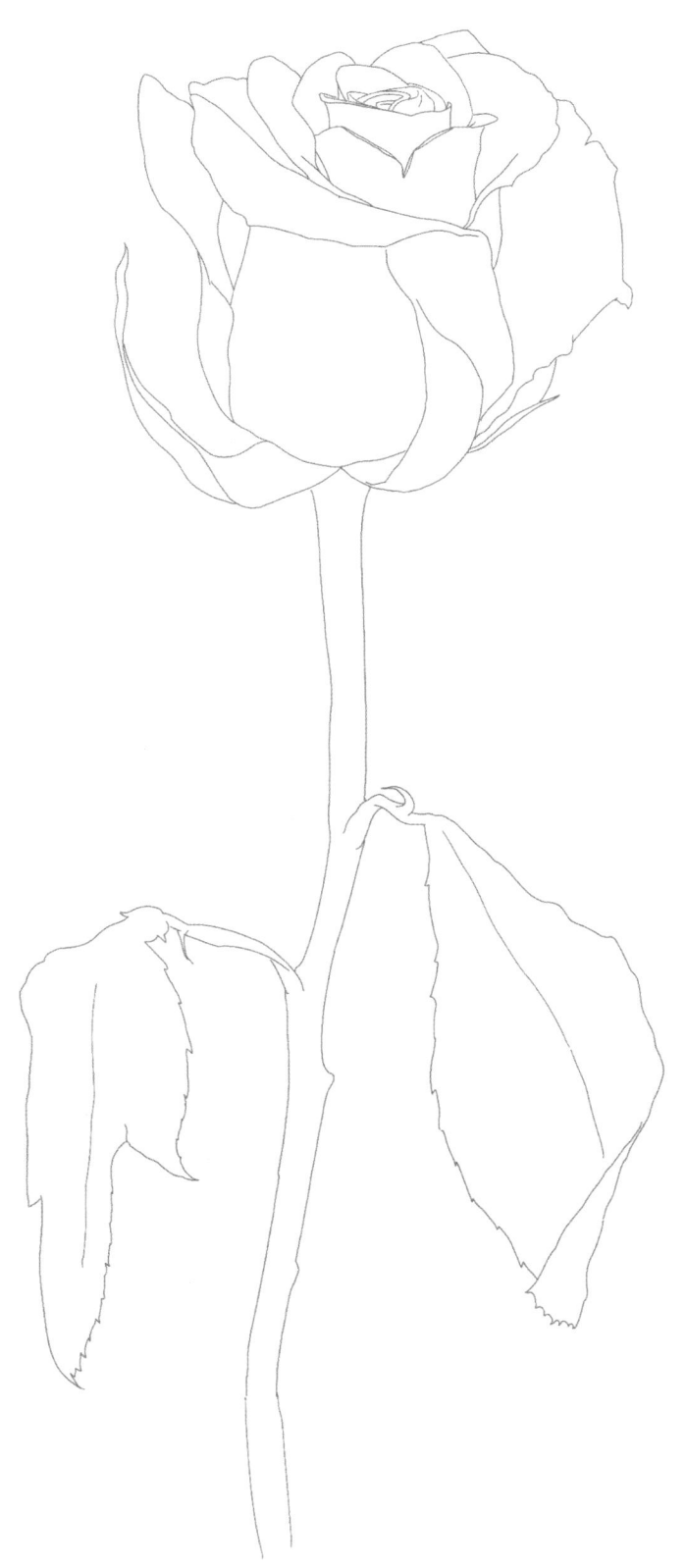

# 앵초

행운의 열쇠

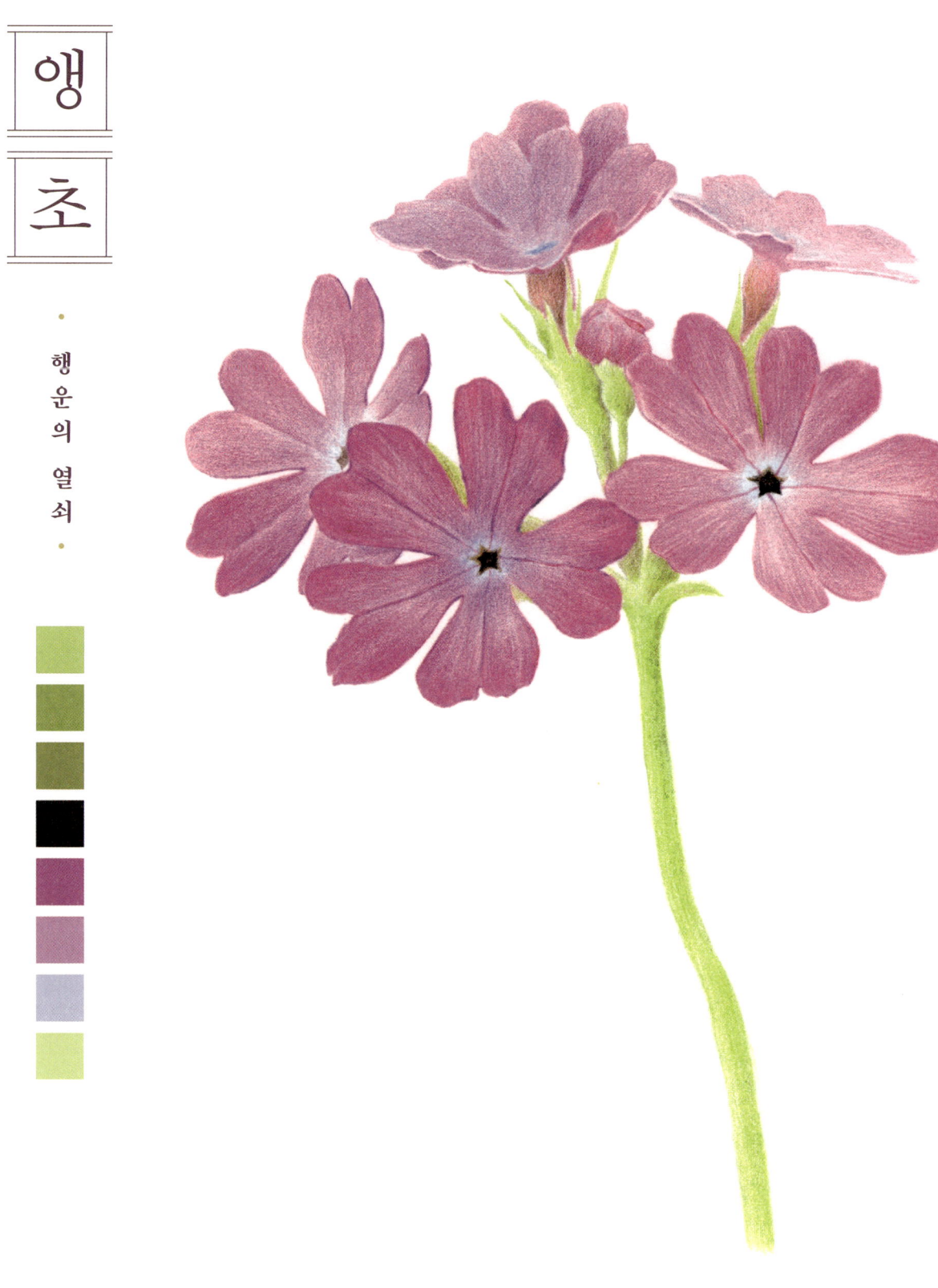

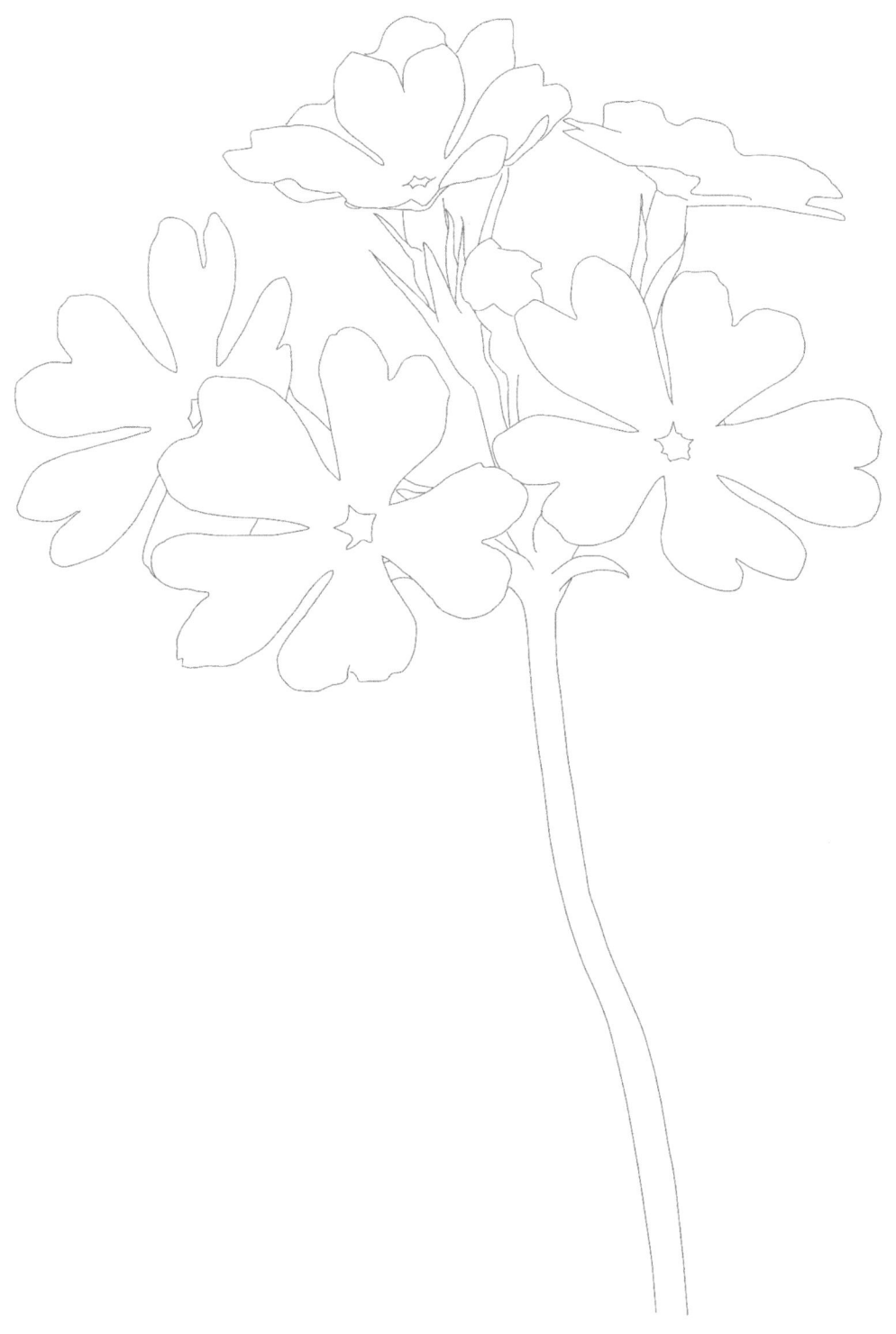

# 튤립

· 사랑의 고백 ·

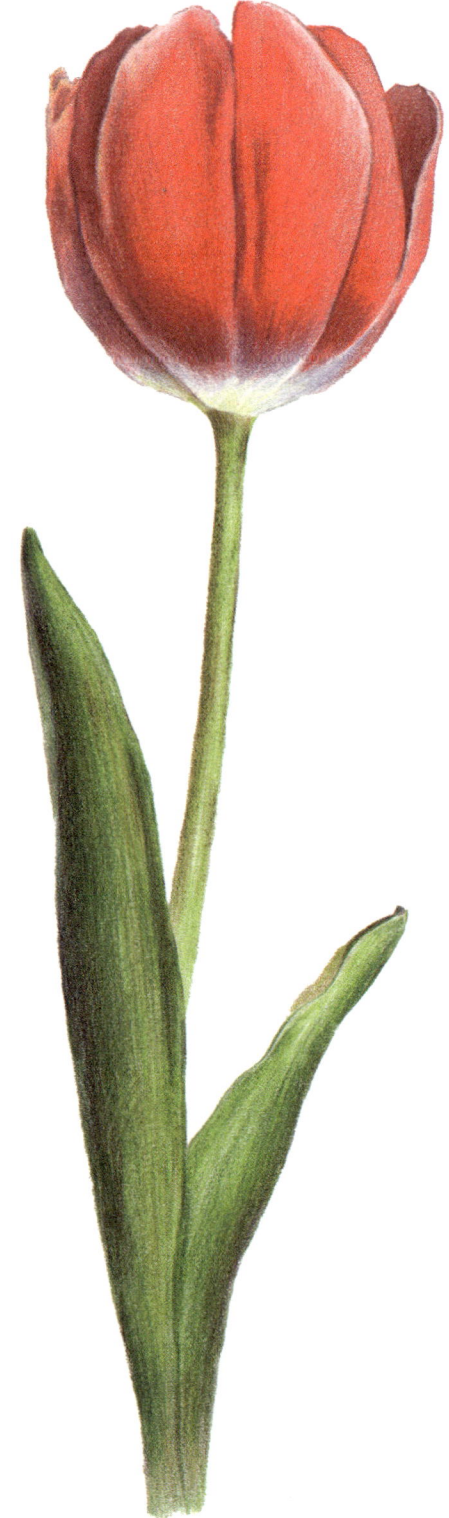

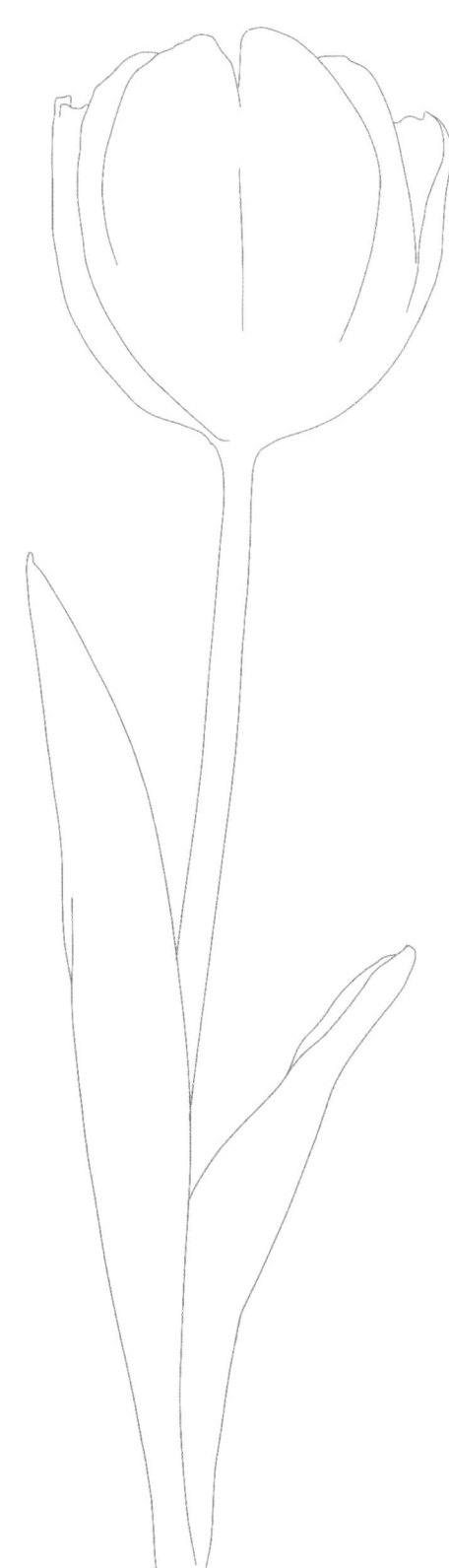

# 부레옥잠

· 조용한 사랑 ·

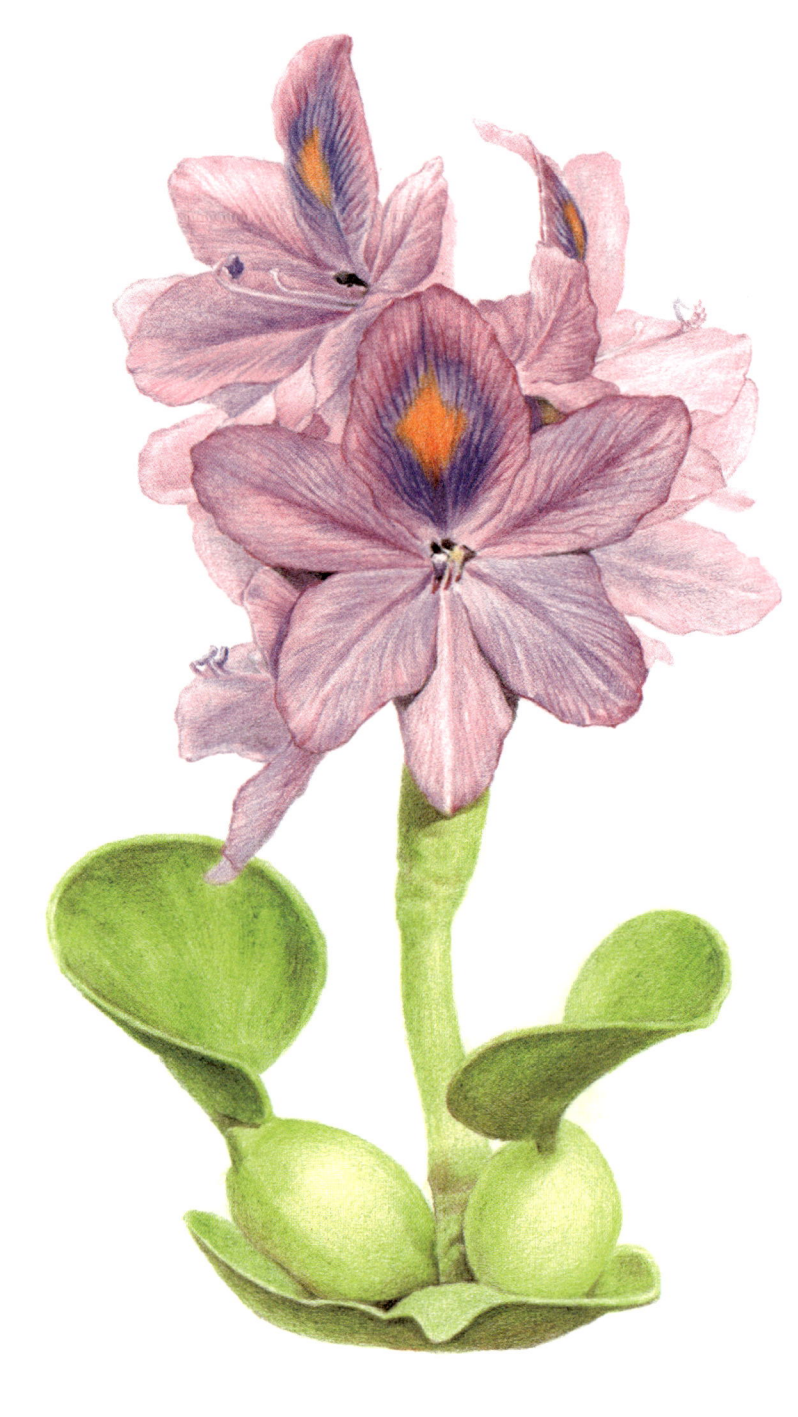

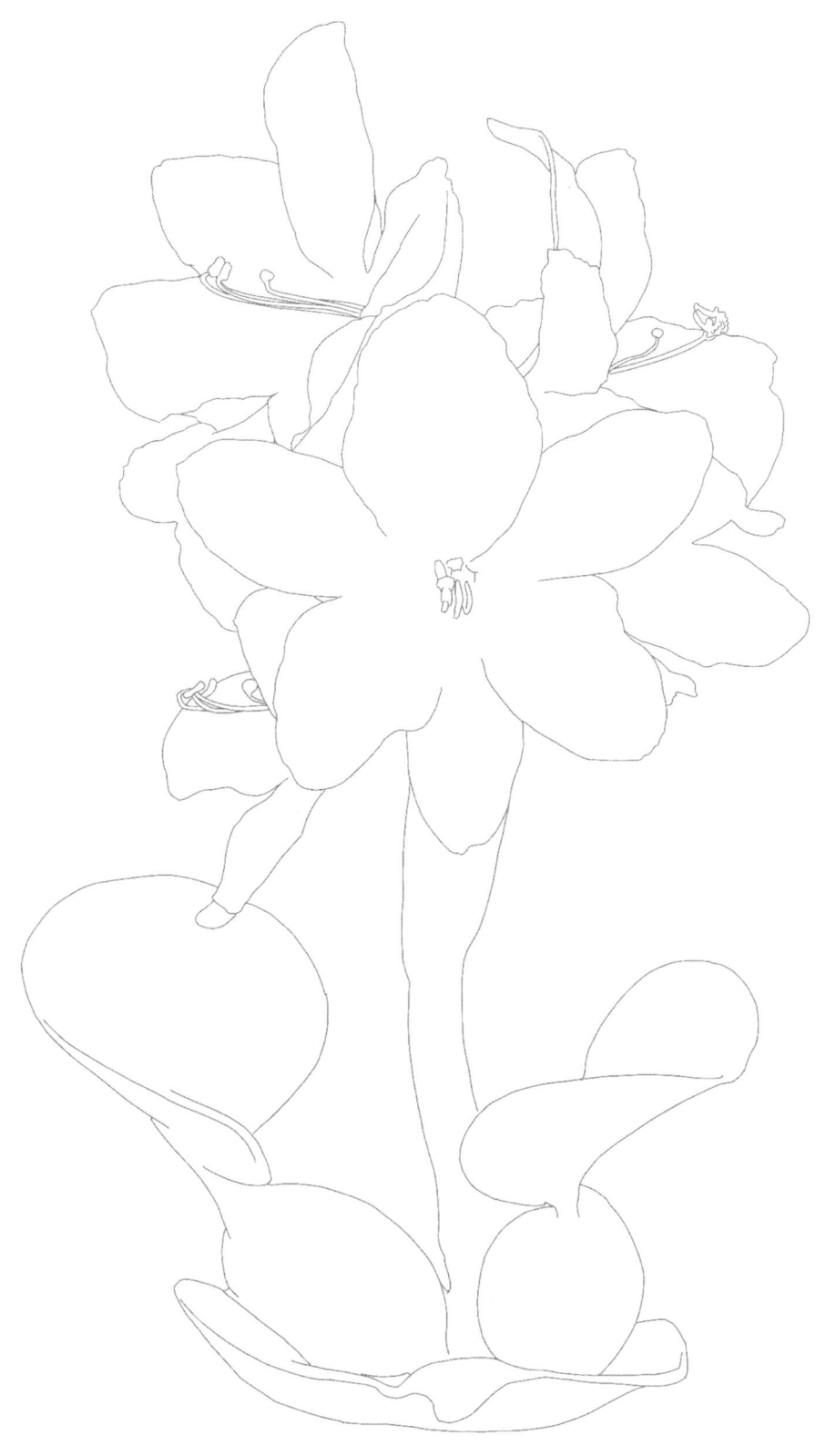

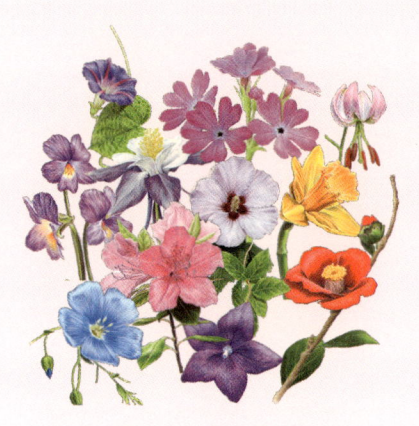